DER ULTIMATIVE PANDEMIE SURVIVAL GUIDE

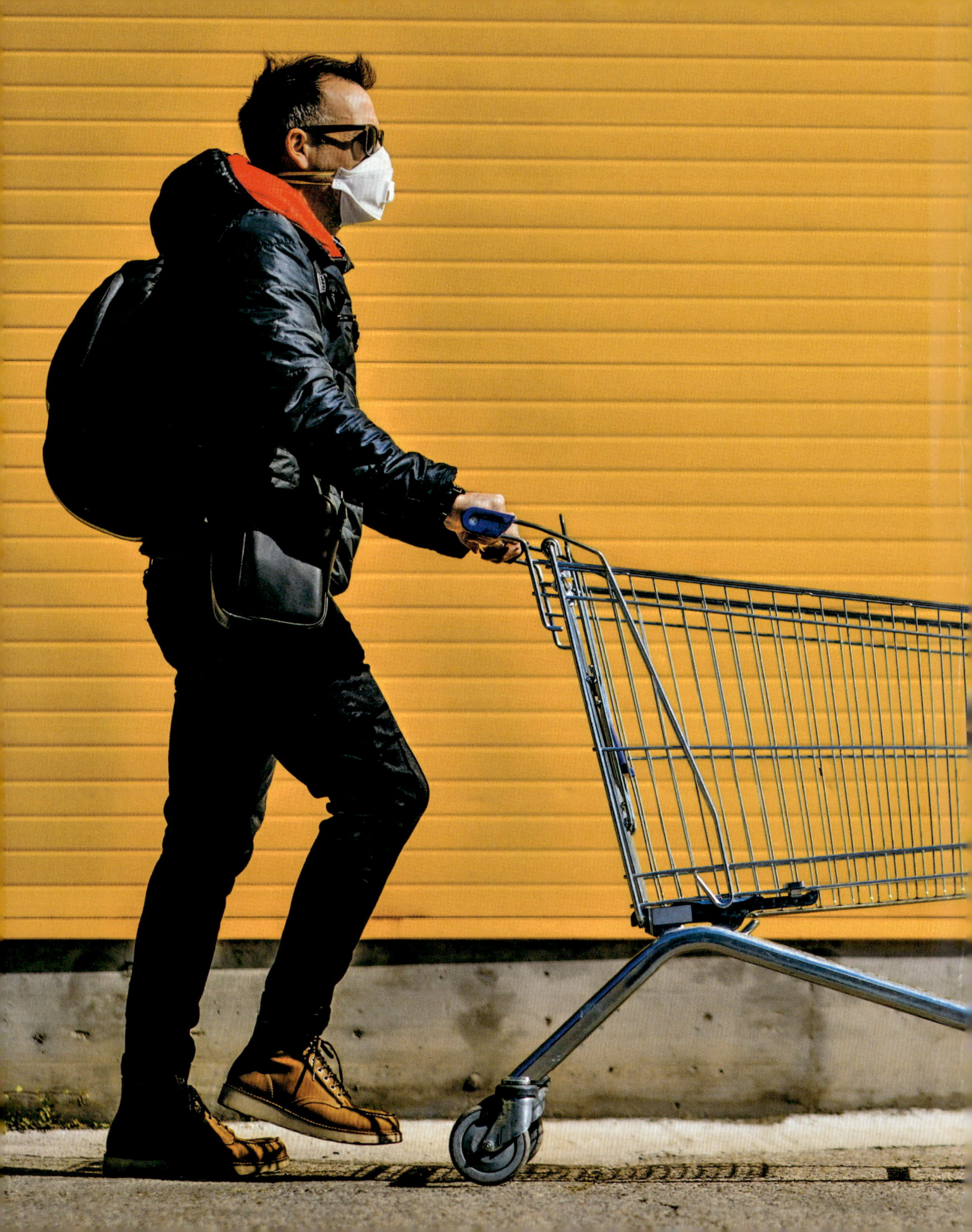

DER ULTIMATIVE PANDEMIE SURVIVAL GUIDE

TIM MACWELCH
JOSEPH PRED

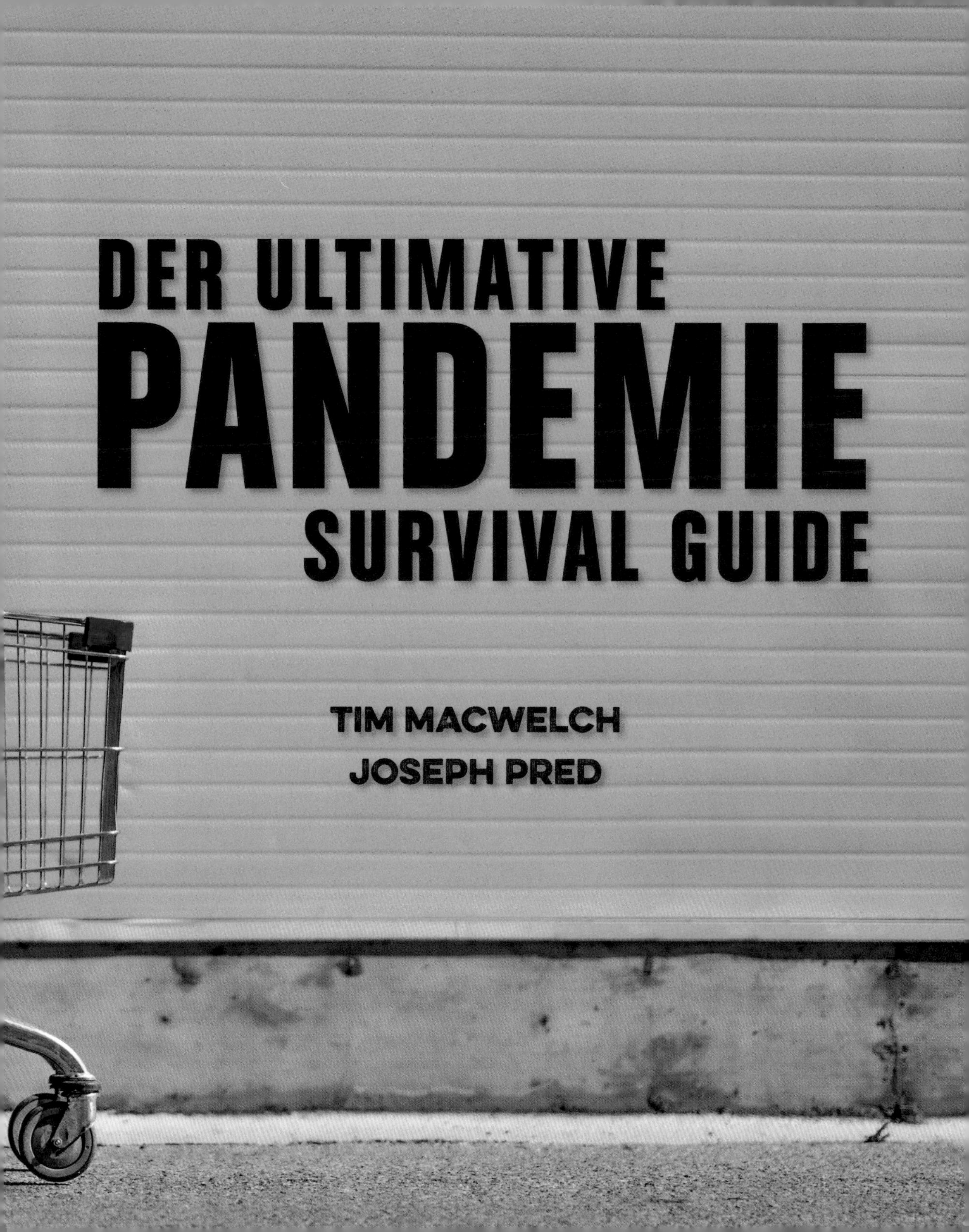

INHALT

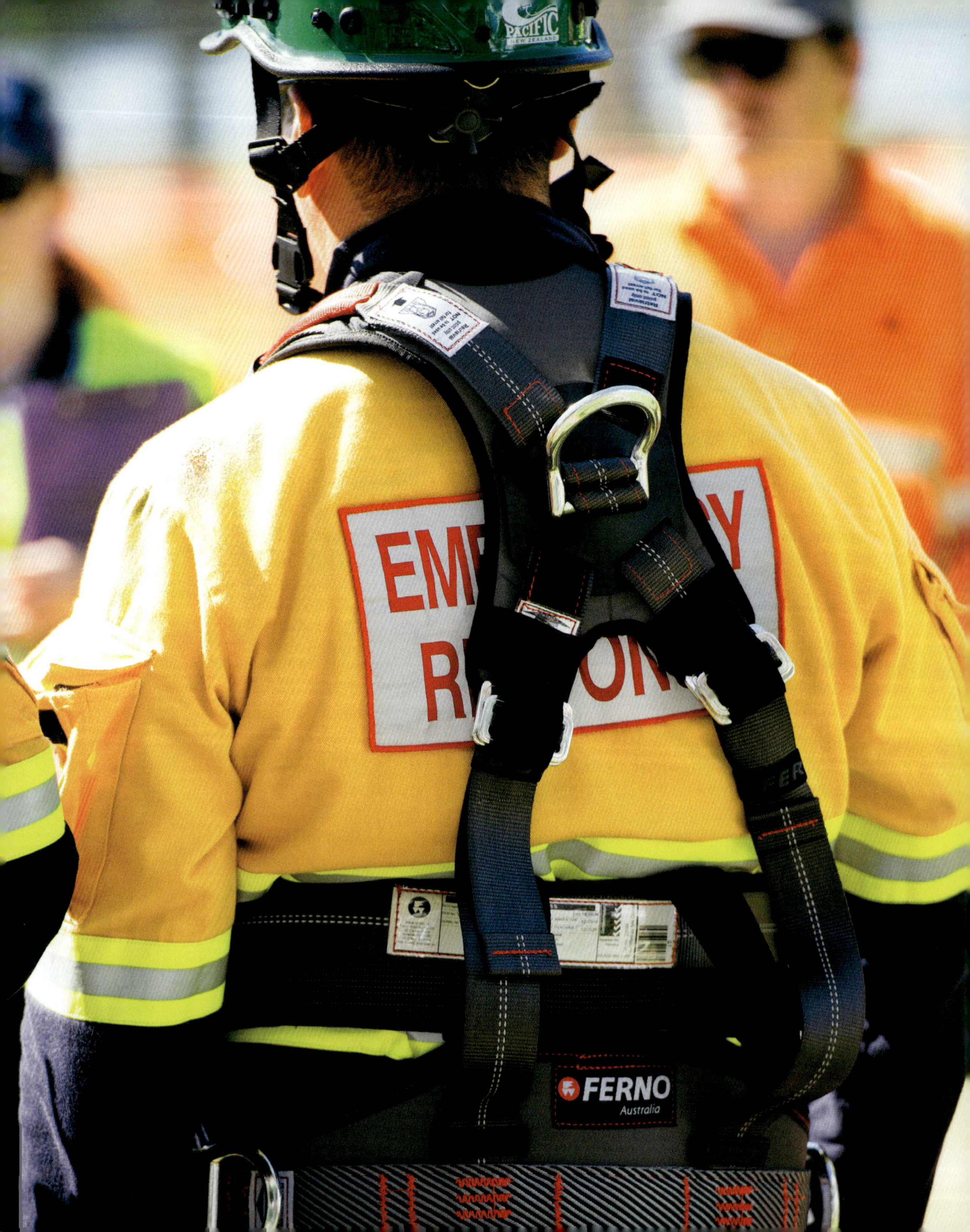
PACIFIC
NEW ZEALAND
FERNO
Australia

BLEIBEN SIE GESUND!

Ich arbeite seit über 20 Jahren im Katastrophenschutz. Mit Notfällen kenne ich mich aus, bin mit allen Phasen des Krisenmanagements vertraut und kann behaupten: Alle sind wichtig: Vorbereitung, Schadensbegrenzung, Reaktion und Erholung. Manch einer hält unseren Job für aufregend, weil wir uns bei Alarm unverzüglich in die Gefahrenzone begeben. Die wenigsten wissen aber, dass die Vorarbeiten solcher »Heldentaten« umfangreich und ziemlich eintönig sind. Wenn wir in Notfällen ausrücken, um Menschen zu retten, ist kaum jemandem bewusst, wie viel Planung, Abarbeiten von Checklisten, Ausbildung, Training und Logistik hinter alledem steckt. Aber ohne diese unterschätzte Arbeit im Verborgenen könnten wir unseren Job nicht machen, nicht einmal die allerersten Schritte würden geordnet ablaufen. Selbstverständlich kann nichts und niemand eine Pandemie aufhalten. Sie können aber eine Menge tun, um solche Krisenzeiten zusammen mit Ihrer Familie leichter zu überstehen und sich anschließend schneller zu erholen.

Die gesundheitliche Bedrohung allein ist Stress genug, und dann soll man noch Vorräte kaufen, über Verordnungen auf dem Laufenden bleiben und lernen, wie man sich am besten schützt.

Als der Vorschlag an mich herangetragen wurde, zusammen mit Tim dieses Buch zu schreiben, war ich sofort mit an Bord. Vielleicht fragen Sie sich, wie wir beide zusammenpassen – ein Experte für Outdoor-Survival und einfachste Ausrüstung und ein Katastrophenschützer und Experte für Notfall- und Risikomanagement. Tatsächlich ergänzen wir uns großartig. Es gibt zwar schon Bücher zur Notfallvorsorge, doch die Autoren sind entweder Ersthelfer oder Survival-Spezialisten, die aus ihrem jeweils eigenen Blickwinkel berichten. Ein Buch, das beide Sichtweisen vereint, kenne ich bislang nicht. Und da ich Tims frühere Bücher kenne, war mir klar, dass wir uns einen umfassenden Einblick in die Problematik geben können.

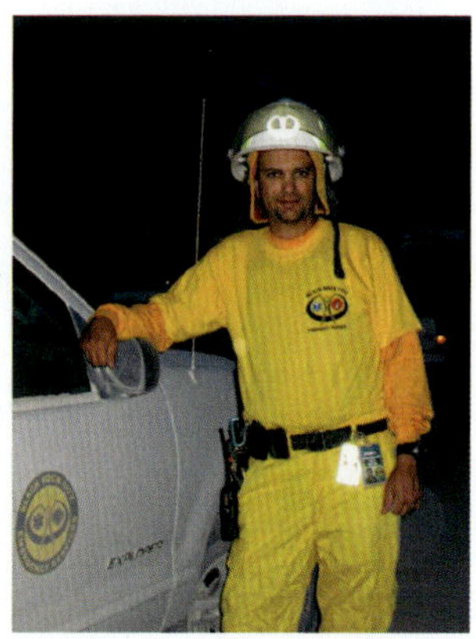

Erst als 2020 die Corona-Pandemie ausbrach, wurde mir bewusst, dass es keinen Ratgeber speziell für Infektionskrankheiten gibt. Die meisten Katastrophenfälle sind regional begrenzt, eine Pandemie dagegen betrifft die ganze Welt. Die Informationslawine, die auf uns zurollt, ist schwer zu überblicken. Mit diesem Buch möchten wir Ihnen helfen, sich gut vorzubereiten, damit Sie auch künftigen Pandemien so gelassen wie möglich entgegensehen können.

JOSEPH PRED
Gründer von Mutual Aid Risk & Safety

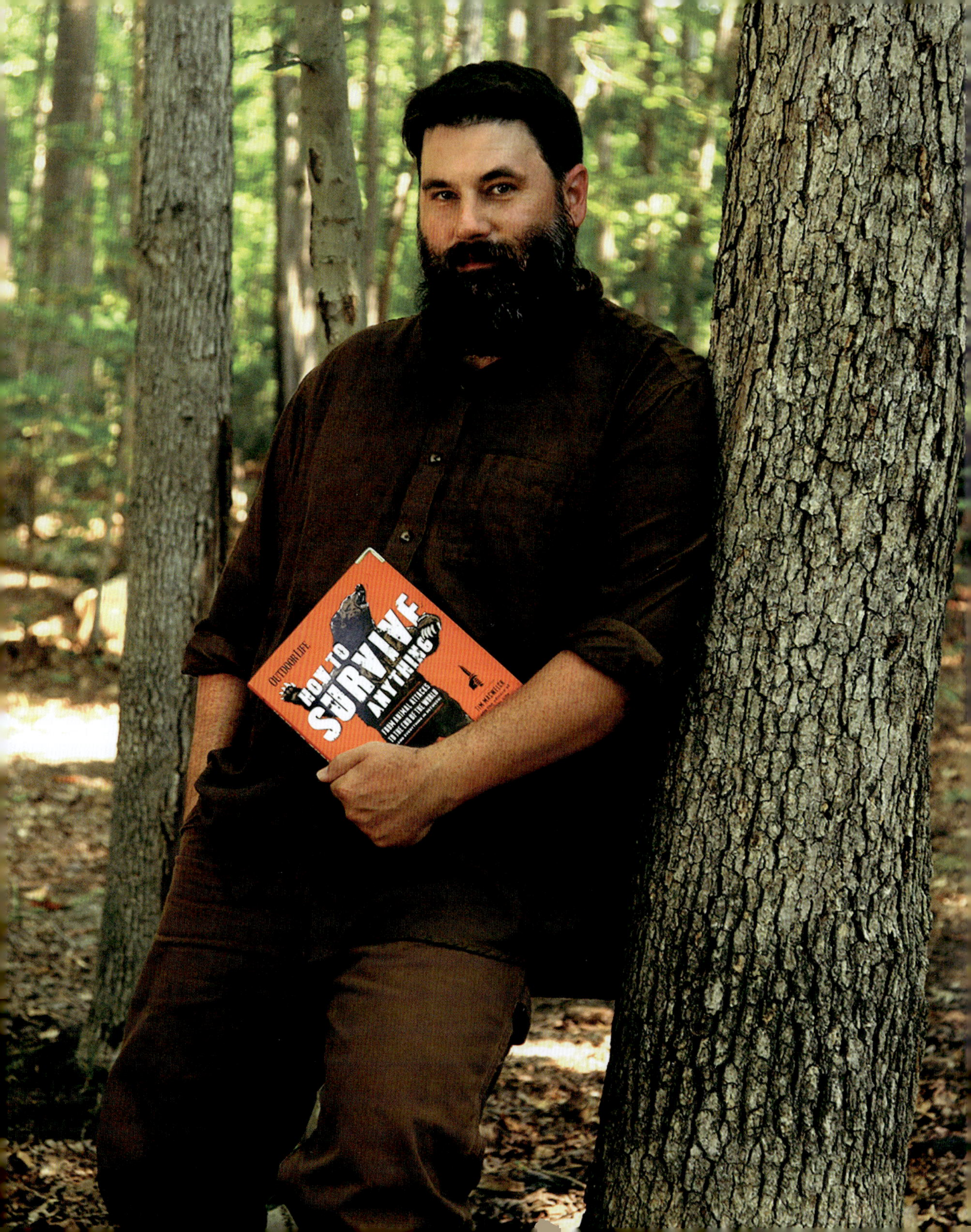
OUTDOOR LIFE
HOW TO SURVIVE ANYTHING
FROM ANIMAL ATTACKS TO THE END OF THE WORLD

PANDEMIEN ÜBERLEBEN

Ich arbeite seit über 20 Jahren als Survivaltrainer und ich weiß aus Erfahrung, dass das Überleben im Katastrophenfall ganz und gar nicht einfach ist. Für die Frühmenschen ging es täglich ums Überleben. Sie mussten sich vor Gefahren schützen, Nahrung beschaffen (was ein mühsames Unterfangen war) und Vorräte anlegen. Wenn uns heute eine Krise ereilt, fallen wir in diese Muster zurück und es fühlt sich an, als müssten wir wieder von der Hand in den Mund leben. Wir wohnen zwar nicht mehr in Höhlen und befalsitzen moderne Gerätschaften, aber im Grunde sind wir noch genauso verletzlich wie vor zehntausend Jahren. Wir benötigen dieselben Dinge und sind ähnlichen Gefahren ausgesetzt. Unsere »Höhlen« haben Zentralheizung und Klimaanlage, aber wir verkriechen uns in ihnen vor den Bedrohungen unserer Zeit (zum Beispiel Viren oder verzweifelten Menschen). Wenn wir während der Pandemie in Geschäfte gehen, um Vorräte anzulegen, begeben wir uns – wie Jäger und Sammler – auf gefährliches Terrain, dorthin, wo Gefahren lauern. Das klingt dramatisch, aber es gibt auch Trost: Unsere Vorfahren haben im Lauf von Jahrtausenden zahlreiche Seuchen überlebt, und zwar mit viel bescheideneren Mitteln und geringerem Wissen als heute. Wenn sie überlebt haben, dann können wir es auch. Wir müssen uns allerdings anstrengen!

Krank zu werden oder um die letzte Rolle Toilettenpapier zu streiten sind längst nicht die einzigen Probleme. Wir können arbeitslos werden, weil die Wirtschaft in eine Krise gerät, und unter den diversen Belastungen kann die Beziehung leiden. Hinzu kommt, dass eine Pandemie uns wahrscheinlich wie ein Blitz aus heiterem Himmel trifft und mit vielen überraschenden Wendungen aufwartet. Wer da nicht zum Opfer werden will, braucht einige Kenntnisse und Fähigkeiten. Zum Glück sind wir Menschen anpassungsfähig und zäh, wir können einiges wegstecken. Wer allerdings vorausschauend denkt und einige Techniken lernt, ist besser für solche Situationen gewappnet als andere. Es geht letztlich darum, vorhandene Fähigkeiten gezielt und geschickt zu nutzen.

In diesem Buch möchten mein Co-Autor Joseph und ich Ihnen zeigen, wie Sie sich auf den Ernstfall vorbereiten und gut für Ihre Lieben sorgen können. Wir zeigen Wege zum Umgang mit einem Problem, das die Menschheit seit Jahrtausenden kennt: tödliche Epidemien. Und keine Sorge: Es ist nicht alles unheilvoll. Eine Krise kann auch bewirken, dass wir uns wieder auf das besinnen, was wirklich wichtig ist.

TIM MACWELCH
Gründer von Advanced Survival Training

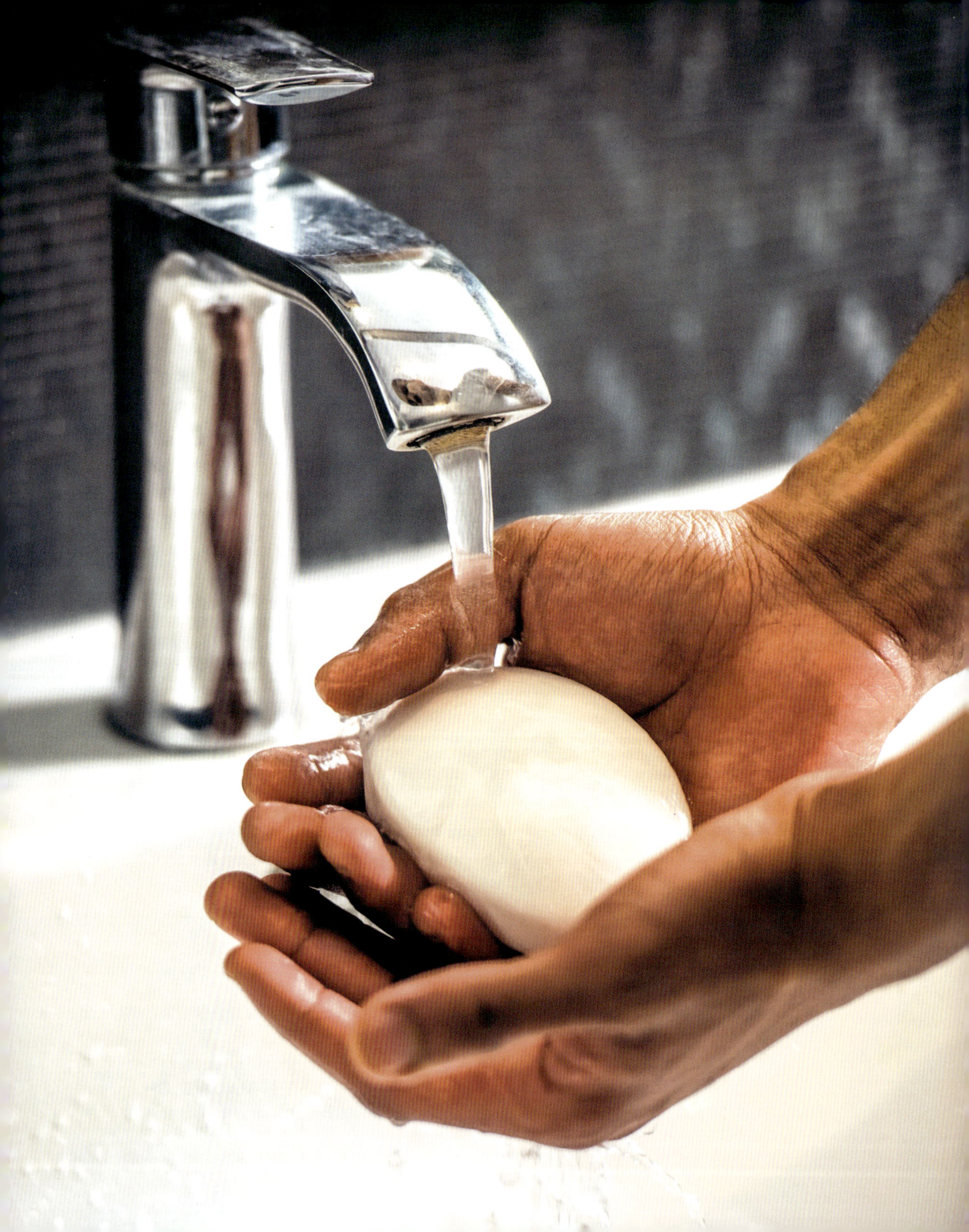

DIE BASICS

WAS SIE JETZT WISSEN MÜSSEN

In diesem Buch finden Sie Tipps und Tricks aller Art, von schnellen Survival-Lösungen bis zu ausgefeilten Plänen, vom Alltagsbedarf bis zu Worst-Case-Szenarien. Zuerst brauchen Sie aber etwas Grundwissen.

Manchmal können schon kleine Dinge viel bewirken. Bevor wir erklären, wie Sie sich für Notfälle rüsten oder sich der Gefahrensituation weitgehend entziehen können, möchten wir auf einige Verhaltensgrundregeln eingehen. Sie sind das Fundament, auf dem alles andere aufbaut.

GUT INFORMIERT SEIN Während einer Pandemie scheint es, als ob sich die Vorschriften und Empfehlungen täglich ändern. Das kann der Fall sein. In diesem Kapitel finden Sie grundlegende Informationen zum Coronavirus und bewährte Tipps, die auch für andere Epidemien gelten.

SAUBERKEIT Häufiges Händewaschen hilft, die Ausbreitung der Krankheit einzuschränken. Es geht aber nicht nur um die Hände. Es empfiehlt sich, alles zu desinfizieren, was Sie sich »von draußen« ins Haus holen, damit Ihre Wohnung möglichst virenfrei bleibt.

VORSICHT, GAUNER! In schwierigen Zeiten unterstützen sich viele Menschen gegenseitig, leider versuchen aber auch einige, die Situation auszunutzen. Fragwürdige Wundermittel, Phishing-Mails und Identitätsdiebstahl sind nur einige Risiken, die uns zusätzlich zu schaffen machen können.

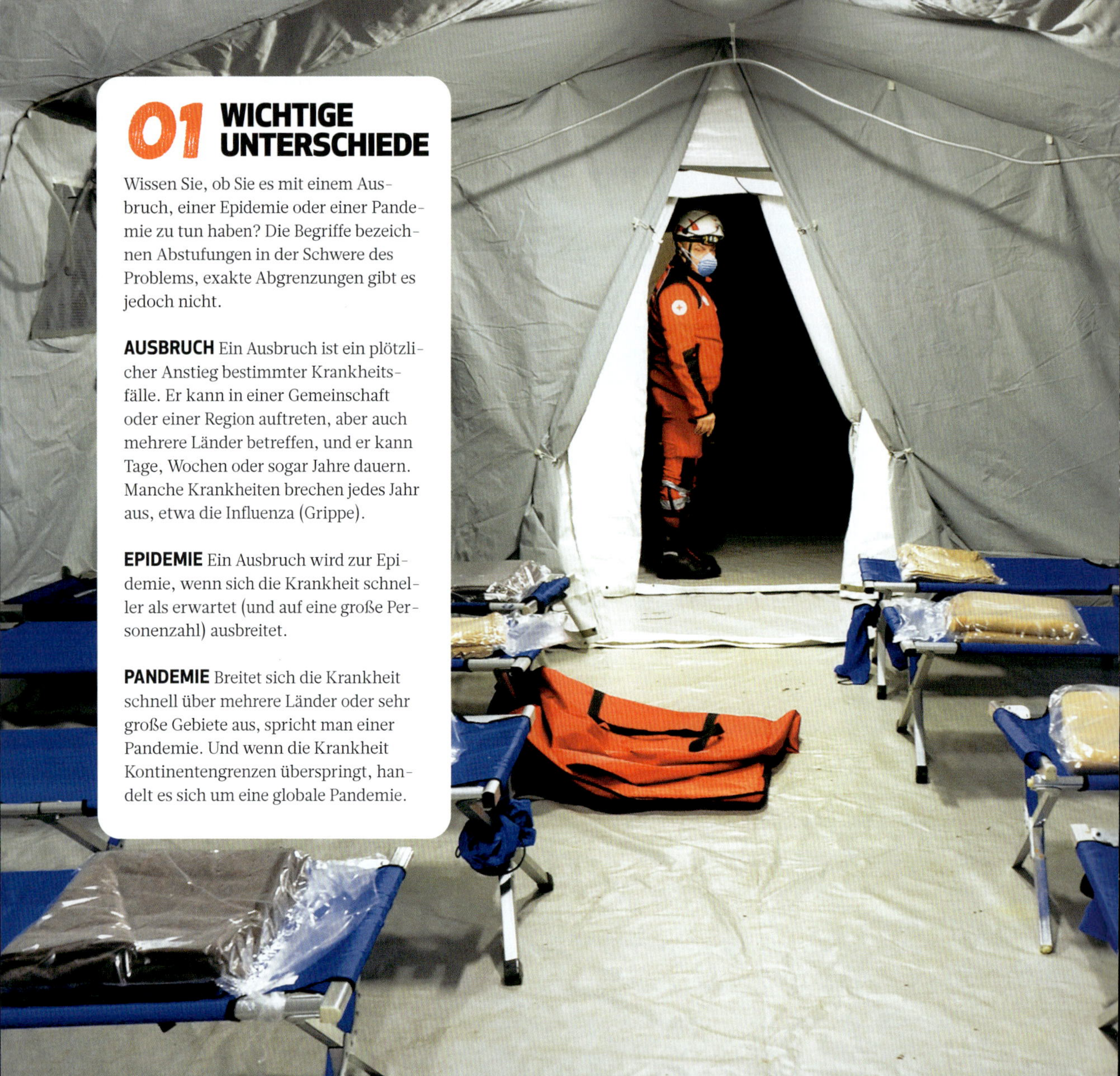

01 WICHTIGE UNTERSCHIEDE

Wissen Sie, ob Sie es mit einem Ausbruch, einer Epidemie oder einer Pandemie zu tun haben? Die Begriffe bezeichnen Abstufungen in der Schwere des Problems, exakte Abgrenzungen gibt es jedoch nicht.

AUSBRUCH Ein Ausbruch ist ein plötzlicher Anstieg bestimmter Krankheitsfälle. Er kann in einer Gemeinschaft oder einer Region auftreten, aber auch mehrere Länder betreffen, und er kann Tage, Wochen oder sogar Jahre dauern. Manche Krankheiten brechen jedes Jahr aus, etwa die Influenza (Grippe).

EPIDEMIE Ein Ausbruch wird zur Epidemie, wenn sich die Krankheit schneller als erwartet (und auf eine große Personenzahl) ausbreitet.

PANDEMIE Breitet sich die Krankheit schnell über mehrere Länder oder sehr große Gebiete aus, spricht man einer Pandemie. Und wenn die Krankheit Kontinentengrenzen überspringt, handelt es sich um eine globale Pandemie.

02 WAS IST ARDS?

Menschen, die wegen Covid-19 intensivmedizinisch behandelt werden, leiden oft an Akutem Lungenversagen (ARDS = Acute Respiratory Distress Symdrome). Die möglichen Folgen sind gravierend: Organversagen, Gehirnschäden, Herzrhythmusstörungen. Die Symptome können Stunden oder Tage nach der Infektion auftreten. Betroffene müssen beatmet werden. Weltweit sind jährlich über drei Millionen Menschen von ARDS betroffen. Ursachen sind Lungenentzündung, Sepsis, schwere Verbrennungen und Rauchen. Die Sterblichkeitsrate liegt bei etwa 40 Prozent, und die Überlebenden müssen häufig eine Minderung ihrer Lebensqualität hinnehmen.

03 FALLS SIE NICHT WEITERLESEN

Der Verlauf einer Pandemie ist unberechenbar, darum ändern sich die Vorschriften häufig. Die folgenden Maßnahmen sind fast immer richtig:

- ☐ **HÄNDE WASCHEN** Wenn Sie das Gefühl haben, die Hände zu oft und zu lange zu waschen, ist es wahrscheinlich gerade genug.
- ☐ **HÄNDE DESINFIZIEREN** Die nächstbeste Alternative, wenn Wasser und Seife gerade nicht greifbar sind.
- ☐ **MASKE TRAGEN** Ein Tuch oder eine Staubschutzmaske verringert die Gefahr, andere durch Tröpfcheninfektion anzustecken.
- ☐ **MUND BEDECKEN** In die Ellenbogenbeuge husten oder niesen, wenn Sie kein Taschentuch haben.
- ☐ **GESICHT NICHT BERÜHREN** Wer eine Maske trägt, berührt Mund und Nase nicht. Erreger können aber auch über die Schleimhaut der Augen in den Organismus gelangen.
- ☐ **SCHUTZBRILLE TRAGEN** Um die Augen vor Erregern in der Luft zu schützen und die Augen nicht zu berühren.
- ☐ **ABSTAND HALTEN** Auch zu symptomfreien Menschen mindestens 2 Meter Abstand halten, um die Gefahr einer Infektion zu verringern.
- ☐ **ZU HAUSE BLEIBEN** Bei Beschwerden zu Hause bleiben, um niemanden zu infizieren. Verstärken sich die Beschwerden, Kontakt zu einem Arzt aufnehmen.
- ☐ **ANDERE SCHÜTZEN** Wenn ein Mitglied Ihres Haushalts erkrankt ist, sind Sie selbst wahrscheinlich auch ansteckend.
- ☐ **INFEKTIONSSCHUTZ** Am sichersten vor einer Infektion sind Sie in den eigenen vier Wänden.
- ☐ **ABWISCHEN** Türgriffe und andere Oberflächen, die oft berührt werden (vor allem beim Nachhausekommen) desinfizieren.
- ☐ **UMZIEHEN** Wenn Sie unter Leute gehen müssen, sollten Sie anschließend duschen und sich umziehen.
- ☐ **SELBSTFÜRSORGE** Gesundes Essen, ausreichend Schlaf und regelmäßige Bewegung sind wichtig, um das Immunsystem zu stärken.

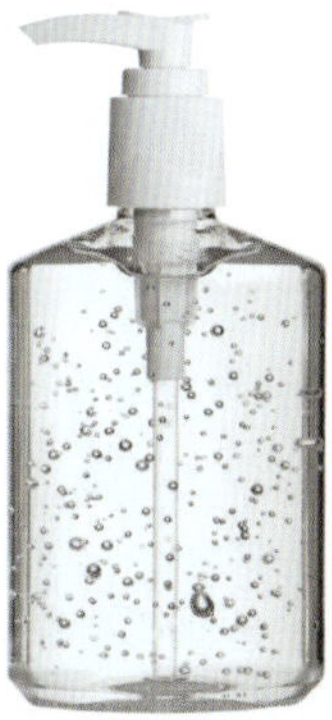

04 IM FOKUS: DAS CORONAVIRUS

Coronaviren können Menschen, Säugetiere und Vögel befallen. Ein Virus, das für eine Art relativ harmlos ist, kann für eine andere tödlich sein. Medizinisch relevante, neuartige Coronaviren werden als nCov abgekürzt. Bei Menschen verursachen sie Atemwegsinfektionen, die mild verlaufen oder auch lebensgefährlich sein können. Schätzungen zufolge werden 15 % der »Erkältungen« durch Coronaviren verursacht. In den letzten Jahrzehnten sind verschiedene Viren aufgetreten, die zunächst einzelne Tierarten, später aber auch Menschen befallen haben (Zoonosen). Auch umgekehrt ist eine Übertragung von Mensch auf Tier möglich.

SARS 2002–2004 gab es einen Ausbruch des SARS-Coronavirus (Severe Acute Respiratory Syndrome). Infiziert waren mehr als 8000 Menschen in 29 verschiedenen Ländern und Gebieten. Weltweit starben mindestens 774 Personen, das entspricht einer Sterblichkeitsrate von 9,2 %. Übertragen wurde das Virus entweder direkt durch Fledermäuse (Hufeisennasen) oder durch Zibetfleisch, das auf einem Markt in Guangdong (China) verkauft wurde.

MERS 2012 kam es zum ersten MERS-Ausbruch (Middle East Respiratory Syndrome) im Nahen Osten. Dem folgten weitere Ausbrüche 2015 in Südkorea und 2018 in Saudi-Arabien. Überträger des zoonotischen Erregers sind Dromedare und Fledermäuse aus ägyptischen Gräbern. Weltweit gab es insgesamt fast 2500 Erkrankungen und über 850 Todesfälle in mehr als 25 Ländern. Das entspricht einer Sterblichkeitsrate von 36 %.

COVID-19 Das Coronavirus 2 (SARS-CoV-2), Ursache der globalen COVID-19-Pandemie, ist ein Stamm des ursprünglichen SARS-Virus. Soweit bekannt ist, wurde der erste Patient im November 2019 in Wuhan (Hauptstadt der chinesischen Provinz Hubei) infiziert. Danach hat sich das Virus zunächst über ganz China und dann in mehr als 150 weitere Länder ausgebreitet. Die meisten Erkrankten sind genesen. Bei schweren Verläufen lag die Zeit zwischen dem Auftreten der Symptome bis zum Tod zwischen 6 und 41 Tagen, im Durchschnitt 14 Tage. Die weltweite Sterblichkeitsrate wird auf 0,4 % geschätzt. Bei Patienten, die in Krankenhäusern behandelt werden müssen, liegt sie deutlich höher (6,2 % bei Schreiben dieses Buchs).

05 JEDE MENGE FACHAUSDRÜCKE

Sie sollten wissen, dass wissenschaftliche und medizinische Begriffe in den Medien nicht immer ganz korrekt verwendet werden. Das kann zu Verwirrung führen. Hier erklären wir die wichtigsten Fachausdrücke.

AUSBRUCH Schneller Anstieg der Krankheitsfälle in einer bestimmten Region.

AUSGANGSBESCHRÄNKUNGEN Verordnung, mit der eine Gemeinde, ein Bundesland oder ein Staat den Bewohnern verbietet, das Haus zu verlassen – die Ausnahmen können unterschiedlich sein. Die meisten Geschäfte des täglichen Bedarfs bleiben zugänglich.

CLUSTER Begrenzte Anzahl von Fällen, die gleichzeitig am gleichen Ort auftreten. Bei einer größeren Zahl schwer Erkrankter spricht man von einem Ausbruch.

COMMUNITY TRANSMISSION Infektionen bei Personen, die in letzter Zeit keine Reisen unternommen haben und keinen Kontakt zu einem nachgewiesenen Fall hatten. Wörtlich: Ausbreitung in der Gemeinschaft, wenn also kein Patient 0 bekannt ist.

EPIDEMIE Schnelle Ausbreitung einer Krankheit auf eine große Zahl von Menschen in einem großen Gebiet innerhalb eines kurzen Zeitraums.

FLATTEN THE CURVE (Die Kurve abflachen) Das Ziel, die Ausbreitung eines Virus einzuschränken, um eine Häufung von Erkrankungen zu vermeiden. Dadurch wird nicht unbedingt die Zahl der Fälle insgesamt verringert, sie wird aber auf einen längeren Zeitraum verteilt. So ist gewährleistet, dass nicht mehr Personen gleichzeitig erkranken, als die Krankenhäuser gut behandeln können.

HERDENIMMUNITÄT Immunität eines großen Anteils (70–85 %) der Bevölkerung, entweder durch Überstehen der Krankheit oder durch Impfung. Dadurch werden auch Menschen, die noch nicht immun sind, in gewissem Maß geschützt.

INFEKTIÖS Etwas, das Krankheitserreger enthält, produziert oder produzieren kann. Eine Lebensmittelvergiftung beispielsweise ist infektiös, aber nicht kontagiös (ansteckend).

ISOLATION Methoden, um jeglichen Kontakt zwischen Patienten mit einer ansteckenden Krankheit und gesunden Personen zu unterbinden, meist in Krankenhäusern.

KONTAGIÖS (ansteckend) Durch direkten Kontakt mit einer Person oder einem Gegenstand übertragbar. Das Coronavirus ist kontagiös und infektiös. Jeder kontagiöse Erreger ist auch infektiös. Umgekehrt ist das nicht unbedingt der Fall.

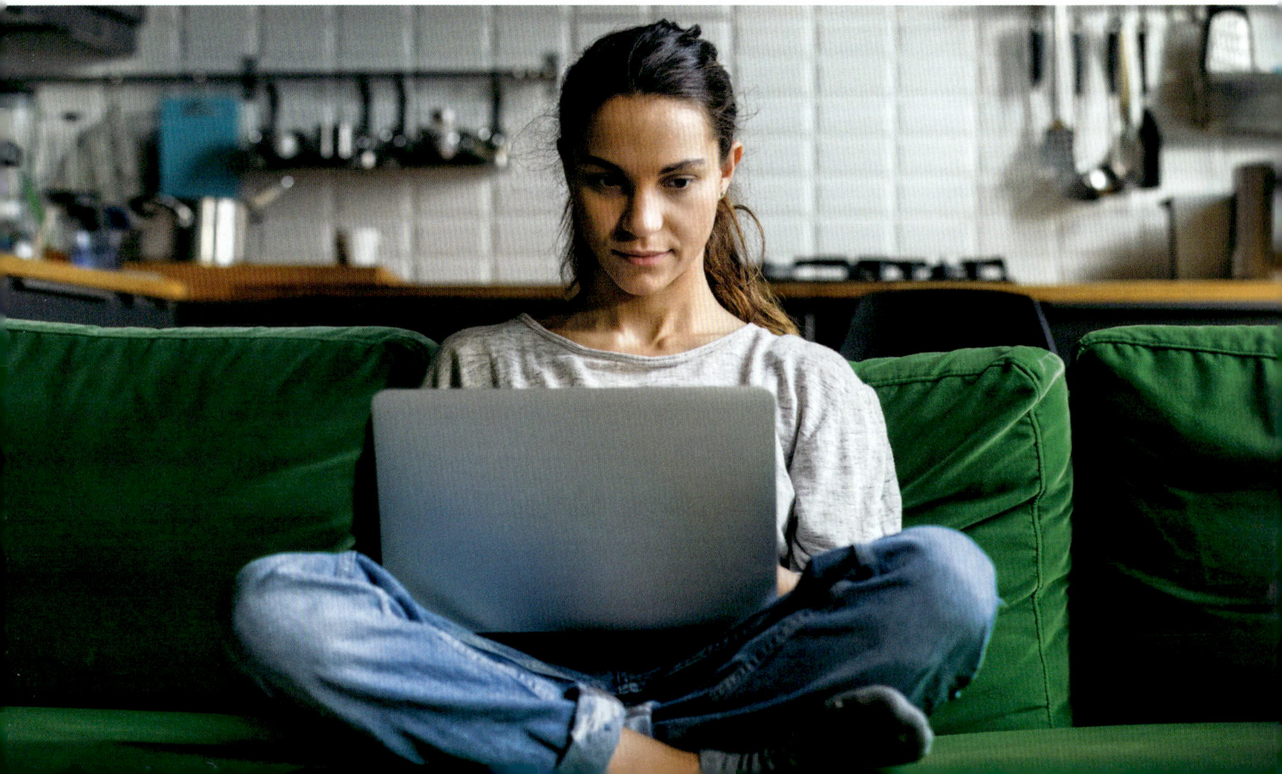

LOCKDOWN Anweisung der Regierung, die verbietet, dass Menschen einen bestimmten Bereich betreten (z. B. Schulen, Geschäfte) oder verlassen (z. B. die Wohnung), sofern sie nicht eine Sondergenehmigung haben oder einen systemrelevanten Beruf ausüben.

PANDEMIE Eine Epidemie, die sich über Landesgrenzen hinweg ausbreitet und Menschen auf verschiedenen Kontinenten befällt.

PPE/PSA »Personal Protective Equipment« bzw. »Persönliche Schutzausrüstung«: Schutzkleidung, Masken, Handschuhe usw., die den Träger vor mechanischen, physikalischen, chemischen und biologischen Risiken schützen.

QUARANTÄNE Befristete Isolierung von Menschen, die eine ansteckende Krankheit haben oder bei denen der Verdacht besteht.

R_0 (Basisreproduktionszahl) Geschätzte Anzahl von Personen, die jede infizierte Person ihrerseits ansteckt, wenn keine Schutzmaßnahmen ergriffen werden. Für das Virus, das COVID-19 verursacht, wird die Reproduktionszahl auf 2–3 geschätzt. Sie liegt etwas höher als bei der Influenza (R_0=~1,2–1,3) und deutlich unter der von hochansteckenden Krankheiten wie den Masern (R_0=~12–18).

RÄUMLICHE TRENNUNG (social distancing) Maßnahmen zur Einschränkung des zwischenmenschlichen Kontakts, um die Ausbreitung einer ansteckenden Krankheit zu verlangsamen oder zu verhindern.

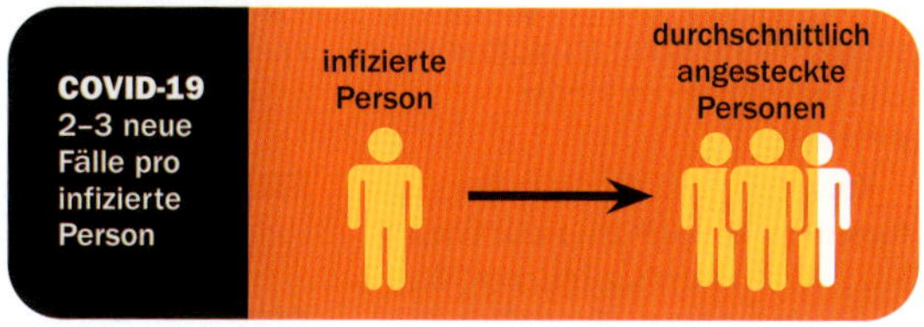

KONTAKT-TRACING (Rückverfolgung von Infektionsketten, (contact tracing) Methoden zur Erkennung und Ortung von Personen, die Kontakt mit einer infizierten Person hatten. Diese werden aufgefordert, sich in Quarantäne zu begeben oder werden im Krankenhaus überwacht.

TRÖPFCHENINFEKTION Übertragung einer Krankheit über kürzere Entfernung durch relativ große Tröpfchen, die beim Niesen, Husten oder Sprechen in die Luft gelangen.

ZOONOSE Eine infektiöse Krankheit, die von einem Tier auf den Menschen übertragen werden kann und umgekehrt. Es wird angenommen, dass mehr als zwei Drittel der Humanviren Zoonosen sind.

06 VORSICHT, SUPERSPREADER!

Als Superspreader bezeichnet man eine Person, die im Vergleich zu anderen Infizierten eine unverhältnismäßig hohe Zahl von Menschen ansteckt. Das Verhältnis kann bei 20 zu 80 liegen: 20% der infizierten Personen können die Ursache für bis zu 80% der Infektionen sein. Das ist zumal bei einer lebensgefährlichen Krankheit ein bedrohliches Verhältnis. Der bekannteste Superspreader in der Geschichte ist wahrscheinlich Mary Mallon, bekannt als Typhoid Mary (1869–1938).

Mallon war als Köchin bei mehreren Familien in New York City beschäftigt. Zwischen 1902 und 1909 infizierte sie als nicht erkrankte (also ohne Symptome) Trägerin des Typhus-Erregers (Bakterium *Salmonella typhi)* 51 Personen, von denen drei an der Krankheit starben. Gegen ihren Willen wurde sie von den Gesundheitsbehörden lebenslang isoliert. Bis zu ihrem Tod lebte sie auf North Brother Island im East River (New York).

Wenn Sie selbst keine COVID-19-Symptome haben, aber zahlreiche Ihrer Kontaktpersonen erkranken, könnten Sie ein solcher Superspreader sein. Das wäre noch ein Grund mehr, zu Hause zu bleiben.

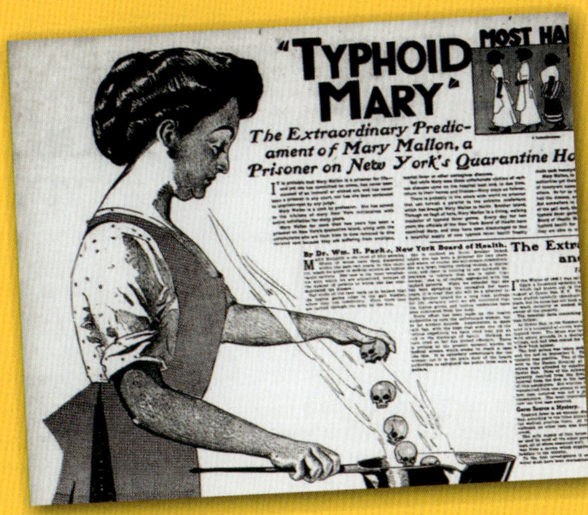

07 RICHTIG HÄNDE WASCHEN

Durch normales, aber gründliches Händewaschen lassen sich Krankheitserreger wirksam bekämpfen. Wir waschen uns zwar von klein auf die Hände, doch oft nicht intensiv genug. Wie es richtig gemacht wird, können wir uns von Ärzten abschauen.

Kurze Fingernägel, die richtige Technik, warmes Wasser und reichlich Seife könnten sogar helfen, die nächste Pandemie zu verhindern.

STEP 1 Die Hände mit warmem Wasser anfeuchten.

STEP 2 Handflächen und Handrücken einseifen.

STEP 3 Die seifigen Handflächen aneinander reiben.

STEP 4 Den Handrücken mit der seifigen Handfläche reiben, dabei die Finger ineinander verschränken.

STEP 5 Die Handflächen aneinander reiben, dabei die Finger ineinander verschränken.

STEP 6 Die Fingerspitzen ineinander krallen und kräftig massieren. So werden die Fingernägel sauber.

STEP 7 Den Daumen mit der anderen Hand umfassen und waschen.

STEP 8 Mit den Fingernägeln kreisförmig über die Handflächen »schrubben«.

STEP 9 Beide Hände mit warmem Wasser abspülen.

STEP 10 Die Hände mit einem Papiertuch abtrocknen.

STEP 11 Beim Abdrehen des Wassers den Wasserhahn mit dem Papiertuch anfassen. Das Papier anschließend wegwerfen.

4

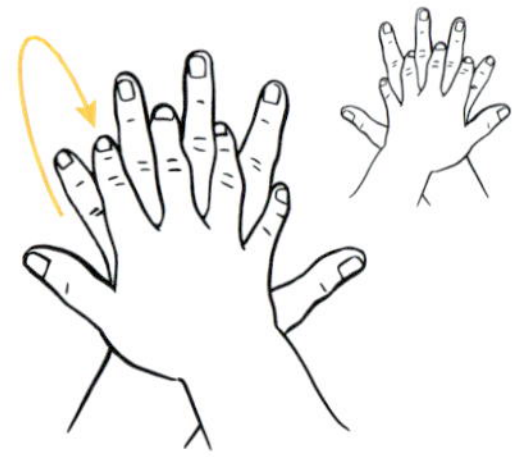

6

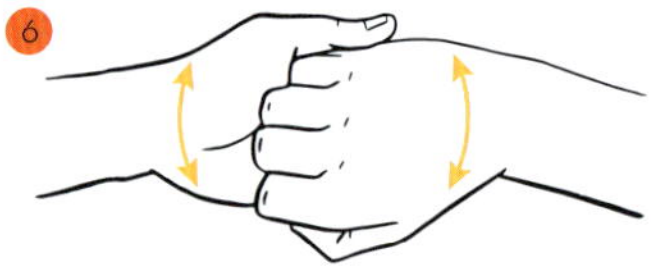

7

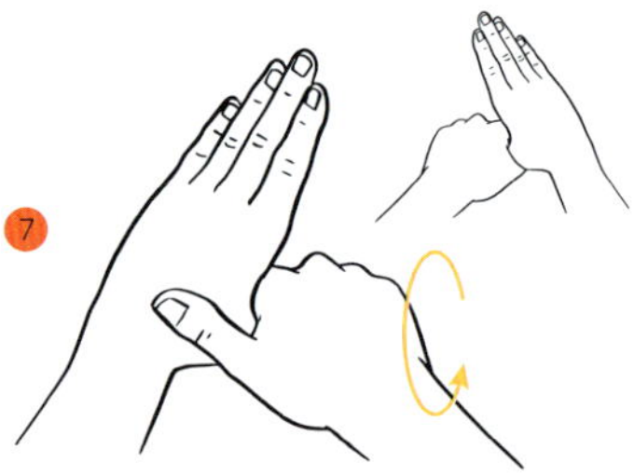

08 20 SEKUNDEN SINGEN

Inzwischen weiß hoffentlich jeder, dass man sich mindestens 20 Sekunden lang die Hände waschen soll – also so lange, wie es dauert, zweimal »Happy Birthday« zu singen. Das wird aber auf die Dauer langweilig. Brauchen Sie Abwechslung?

- Am besten ist es, Sie hören Ihr aktuelles Lieblingslied, das Sie textsicher mitsingen können, und halten eine Stoppuhr bereit. Messen Sie vom Refrain oder ab Ihrer Lieblingsstelle 20 Sekunden. So wissen Sie, bis zu welcher Zeile Sie in Zukunft singen müssen (laut oder summend).
- Dreimal der Refrain aus dem Queen-Song »We Will Rock You«. Sonderpunkte gibt es für die Variante »We will wash you«.
- Der Refrain aus »Jolene« von Dolly Parton – mit richtig viel Gefühl bitte! (Jolene, Jolene, Jolene, Jolene / I'm begging of you please don't take my man / Jolene, Jolene, Jolene, Jolene / Please don't take him just because you can)
- »Kleiner Hai«, mit mindestens vier Hai-Größen mit viel Du-dum-du-dum
- Für den Abend eignet sich »Der Mond ist aufgegangen«. Die ersten sechs Zeilen dauern gut 30 Sekunden.

09 HÄNDEWASCHEN MIT KINDERN

Bestimmt gibt es ein Lied oder einen Reim, den Ihre Kinder besonders gern mögen. Stoppen Sie die Zeit, vielleicht von einer oder zwei Strophen, damit auch der Nachwuchs lernt, beim Händewaschen die Mindestzeit durchzuhalten.

Bei »Wie schön, dass du geboren bist« dürfte man nicht allzu schnell singen, dann passt es.

10 LEBENSMITTEL EINKAUFEN – ABER SICHER

Wir wissen nicht, wie Sie zum Thema Einkaufen stehen. Manche Leute mochten es noch nie, andere fanden es nicht so schlimm oder hatten sogar Freude daran, den Wagen (mit bloßen Händen) durch die Gänge zu schieben und dabei leckere Mahlzeiten für die Familie zu planen. Die meisten Leute kaufen für einige Tage ein, tragen die Taschen ins Haus und packen sie zunächst auf der Küchenarbeitsfläche aus.

In der Krise wird es komplizierter. Wenn die Vorräte zur Neige gehen, muss man einkaufen. Selbst wenn Sie im Geschäft Handschuhe und Maske tragen, erhöht sich die Gefahr, mit dem Coronavirus in Berührung zu kommen. Sie berühren den Einkaufswagen und Lebensmittelverpackungen, die bereits durch viele Hände gegangen sind.

Denken wir auch an die Menschen, die in Supermärkten arbeiten. Sie berühren alle Verpackungen zuerst beim Einräumen und dann noch einmal an der Kasse, die gesunde und möglicherweise auch kranke Menschen aufs Kassenband gelegt haben. Darum sind nach dem Einkauf einige Sicherheitsmaßnahmen empfehlenswert:

STEP 1 Eine Schleuse einrichten. Bitte *nicht* auf dem Küchentisch (wo Sie essen) oder der Küchenarbeitsfläche (wo Sie Lebensmittel verarbeiten) auspacken. Besser wäre ein abwaschbarer Kunststofftisch in der Garage. Sie können die Einkäufe aber auch einfach vor der Haustür sortieren.

STEP 2 Am gewählten Platz die Einkäufe aus den Taschen packen. Einwegtüten oder Kartons wegwerfen, Stoffeinkaufstaschen in die Schmutzwäsche geben.

STEP 3 Nun die Einkäufe nach zwei Kategorien sortieren: Kühlartikel und Haltbares. Um die Kühlartikel müssen Sie sich zuerst kümmern.

STEP 4 Verpackte Produkte abwischen. Das ist mit feuchten Desinfektionstüchern recht schnell erledigt. Desinfektionsmittel zum Sprühen reservieren Sie besser für den Haushalt (Türgriffe, Toilettensitz). Die desinfizierten Verpackungen erst wieder anfassen, wenn sie trocken sind. Ja, Verpackungen aus Pappe und Papier sehen nach dem feuchten Abwischen etwas merkwürdig aus. Wer sich daran stört, kann haltbare Produkte (die also nicht sofort in den Kühlschrank oder Tiefkühler geräumt werden müssen) auch einige Tage in die Garage stellen, sodass die Krankheitserreger auf ihrer Oberfläche absterben.

STEP 5 Die desinfizierten und getrockneten Produkte mit gewaschenen Händen wegräumen. Das können Sie selbst erledigen, aber auch Helfer sind willkommen, wenn Sie sich vorher die Hände waschen. Dadurch lassen sich die Risiken schon erheblich einschränken.

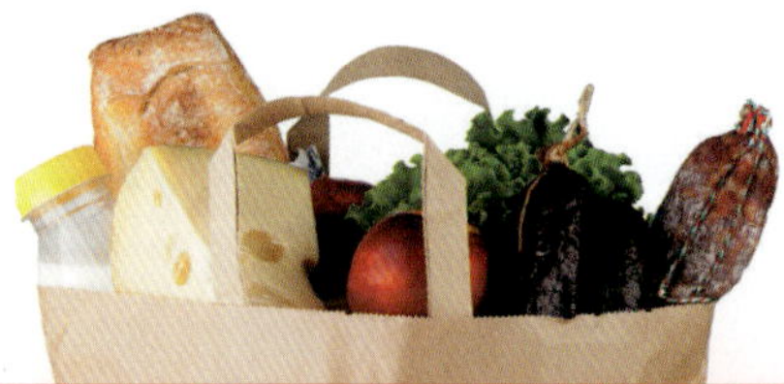

11 EIGENE DESINFEKTIONSTÜCHER

Falls Ihnen die Desinfektionstücher ausgehen oder zu teuer sind: Einfach 2 Teelöffel Chlorbleiche mit 6 Esslöffeln Wasser mischen, einen Lappen eintauchen und die Einkäufe damit abwischen.

12 VIREN PER POST?

Mediziner berichten, dass das Coronavirus etwa drei Stunden auf Pappe und bis zu drei Tage auf Plastik überleben kann. Wie sieht es also mit Päckchen aus? Das Risiko ist etwa so gering, wie von einem Affen mit einer Zwille beschossen zu werden, aber vollkommen ausschließen lässt es sich nicht. Wenn Sie ausreichend Desinfektionsmittel im Haus haben, können Sie jedes Päckchen abwischen, bevor Sie es ins Haus holen. Alternativ verordnen Sie dem Päckchen einige Tage Quarantäne in der Garage (nach dem Hintragen Hände waschen!). Die Wahrscheinlichkeit, dass Sie sich das Virus ins Haus holen, ist sehr gering, aber ein minimales Restrisiko bleibt. Holen Sie die Sendung nicht sofort nach der Lieferung in die Wohnung. Öffnen Sie sie möglichst nicht auf dem Esstisch oder der Küchenarbeitsplatte. Falls es keine andere Möglichkeit gibt, desinfizieren Sie die Fläche, bevor Sie darauf mit Lebensmitteln hantieren.

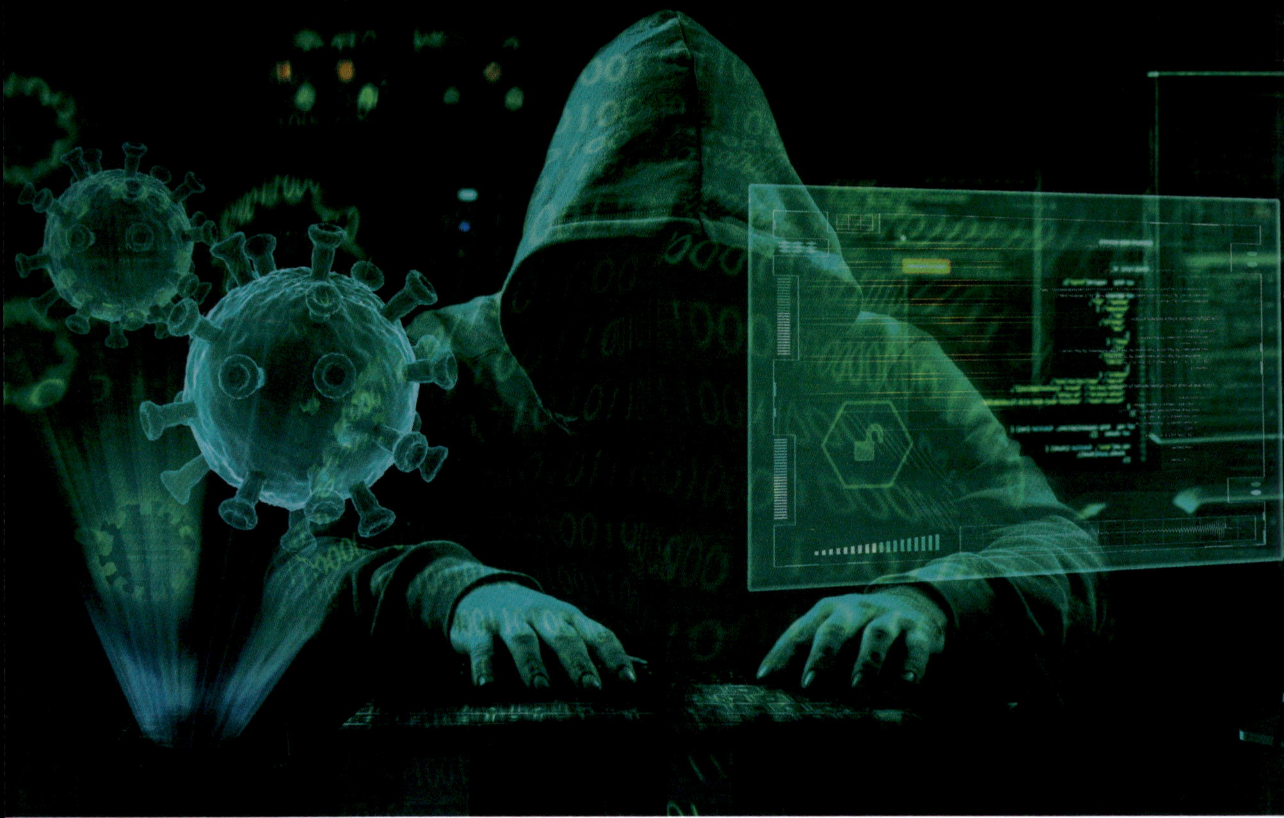

13 LASSEN SIE SICH NICHT LEIMEN

Betrüger und andere Kriminelle haben keine Scheu, sich die allgemeine Verunsicherung während einer Pandemie zunutze zu machen. Bleiben Sie wachsam!

WUNDERMITTEL ABLEHNEN Zweifellos können hochwertige Naturprodukte Heilungsprozesse unterstützen und das Immunsystem stärken. Es gibt aber auch viele fragwürdige Produkte, zumal nach einem Krankheitsausbruch. Duftsträußchen konnten im Mittelalter niemanden vor dem Schwarzen Tod schützen – trotzdem waren sie im 14. Jahrhundert überaus begehrt. Raffiniertes Marketing ist keine neue Erfindung, darum ist es ratsam, Produkte mit Skepsis zu betrachten, wenn sie »Heilung« versprechen – es sei denn, es handelt sich um offiziell zugelassene Medikamente oder Impfstoffe.

FREMDE BESUCHER Behördenvertreter stehen grundsätzlich nicht unangemeldet vor der Tür, und schon gar nicht während einer Pandemie. Kriminelle versuchen jedoch, sich als angebliche Vertreter von Gesundheitsbehörden Zutritt zu Wohnungen zu verschaffen, um etwas zu stehlen oder auszukundschaften, ob sich ein Einbruch lohnt. Während einer Pandemie sollten Sie die Tür nicht jedem öffnen, es sei denn, davor steht eine Person, die Sie kennen und der Sie vertrauen.

VORSICHT, DATENKLAU! Sonderangebot: Garantiert sicherer Corona-Schnelltest. Wir beschleunigen die Bearbeitung Ihres Tests. Sie müssen nur den Mädchennamen Ihrer Mutter und die letzten vier Ziffern Ihrer Rentenversicherungsnummer eingeben. Und bitte noch Ihre Kontodaten und die Kreditkartennummer. Gerade in Krisenzeiten nimmt die Häufigkeit fragwürdiger Anrufe oder E-Mails auffallend zu. Schützen Sie sich vor Daten- und Identitätsdiebstahl, indem Sie niemals persönliche Informationen am Telefon oder über digitale Medien bekannt geben.

14 KRITISCH LESEN UND HÖREN

Schon bevor der Ausbruch einer Epidemie offiziell bestätigt ist, können Informationen aus verschiedenen Quellen auf uns einprasseln: Fernsehen, Zeitung, Twitter, Facebook, aber auch Freunde und Nachbarn sind rege Multiplikatoren. Man hört verschiedenste Ansichten und Empfehlungen, die sich teils widersprechen. So finden Sie sich im Informationsdschungel zurecht:

SERIÖSE QUELLEN Vorsicht bei Nachrichtenquellen, von denen Sie vorher noch nie gehört haben. Wer steckt hinter dem »Virus-Extrablatt«, und warum wird dort Spinat als Allheilmittel angepriesen? Schauen Sie, ob Sie dieselbe Information bei verschiedenen Quellen finden.

MEINUNGEN Kommentare, Leserbriefe und Talkshows geben lediglich Meinungen wieder und keine Fakten.

ZWEIMAL HINSCHAUEN Gerüchte werden schnell für bare Münze genommen. Prüfen Sie, ob Sie es mit echter Information oder einem Gerücht zu tun haben. Wenn es Menschen schlecht geht, können verantwortungslose Gerüchte viel Schaden anrichten.

AUFS DATUM ACHTEN Manchmal werden Artikel, die schon einige Jahre alt sind, als »aktuelle Nachricht« neu veröffentlicht. Um keine Verwirrung zu stiften, sollten Sie unbedingt auf das Datum achten, bevor Sie eine Nachricht online teilen.

FAKTENCHECK Selbst seriöse Informationsquellen können irren, wenn sich die Situation sehr schnell verändert. Um Informationen zu überprüfen, eignen sich etwa die Websites angesehener internationaler Nachrichtenagenturen wie Associated Press oder Reuters.

OBJEKTIV BLEIBEN Es liegt in der Natur der Menschen, dass wir besonders leicht Nachrichten für wahr halten, die gut zu unseren eigenen Ansichten passen.

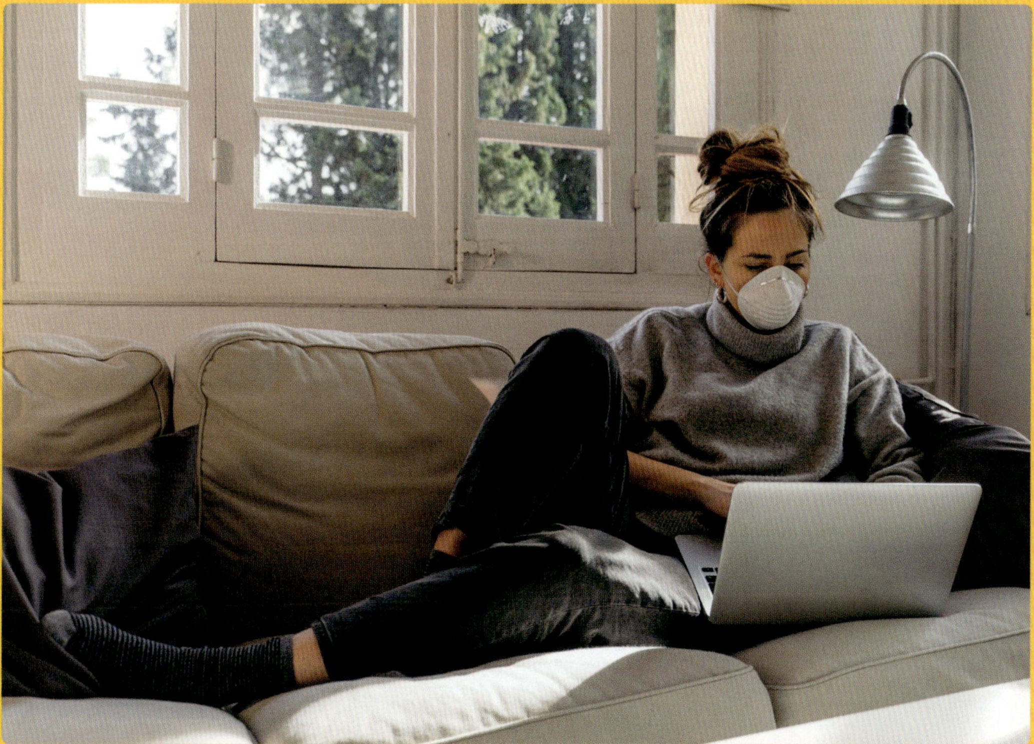

15 ANGST IST OKAY

Viele Menschen haben in einer Krisensituation Angst, und die meisten meinen, dass Angst schlecht sei – eine Art Unzulänglichkeit oder Schwäche, die wir möglichst überwinden oder ablegen sollten. Angst ist aber eine instinktive Reaktion, und wenn sie nicht übermächtig wird, ist sie ausgesprochen hilfreich. Sicherlich würden wir alle am liebsten jeder Gefahr die Stirn bieten und uns nie vor etwas fürchten, aber das Leben ist nun einmal kein Hollywoodfilm. Jeder von uns hat in seinem Leben schon Angst gehabt, und zwar nicht nur einmal. Im richtigen Maß ist Angst eine gute Sache. Wenn es um Leben und Tod geht, kann unkontrollierte Angst gefährlich sein, aber sie kann uns auch retten. Angst ist unser Freund, Panik dagegen ein Feind.

ANGST AKZEPTIEREN Angst ist eine instinktive Reaktion auf Gefahren. Höhenangst, sofern sie nicht krankhaft ist, verhindert, dass wir uns zu Tode stürzen. Angst vor Schlangen verhindert, dass wir gebissen werden. Unsere Angst vor Covid-19 verhindert, dass wir Türgriffe in öffentlichen Räumen ablecken. Angst dient also unserer Sicherheit. Solange sie nicht außer Kontrolle gerät, nützt sie uns. In extremen Stress- und Angstsituationen wird aber ein Cocktail aus Hormonen und anderen Substanzen ausgeschüttet, der durchaus zu Panik führen kann. Und Panik kann uns definitiv schaden.

KEINE PANIK! Panik ist eine ungehemmte, unlogische und unkontrollierte Angstreaktion in schweren Krisensituationen. Sie kann sich auf verschiedene Weise äußern. Manche Menschen laufen hektisch herum, andere sind völlig bewegungs-

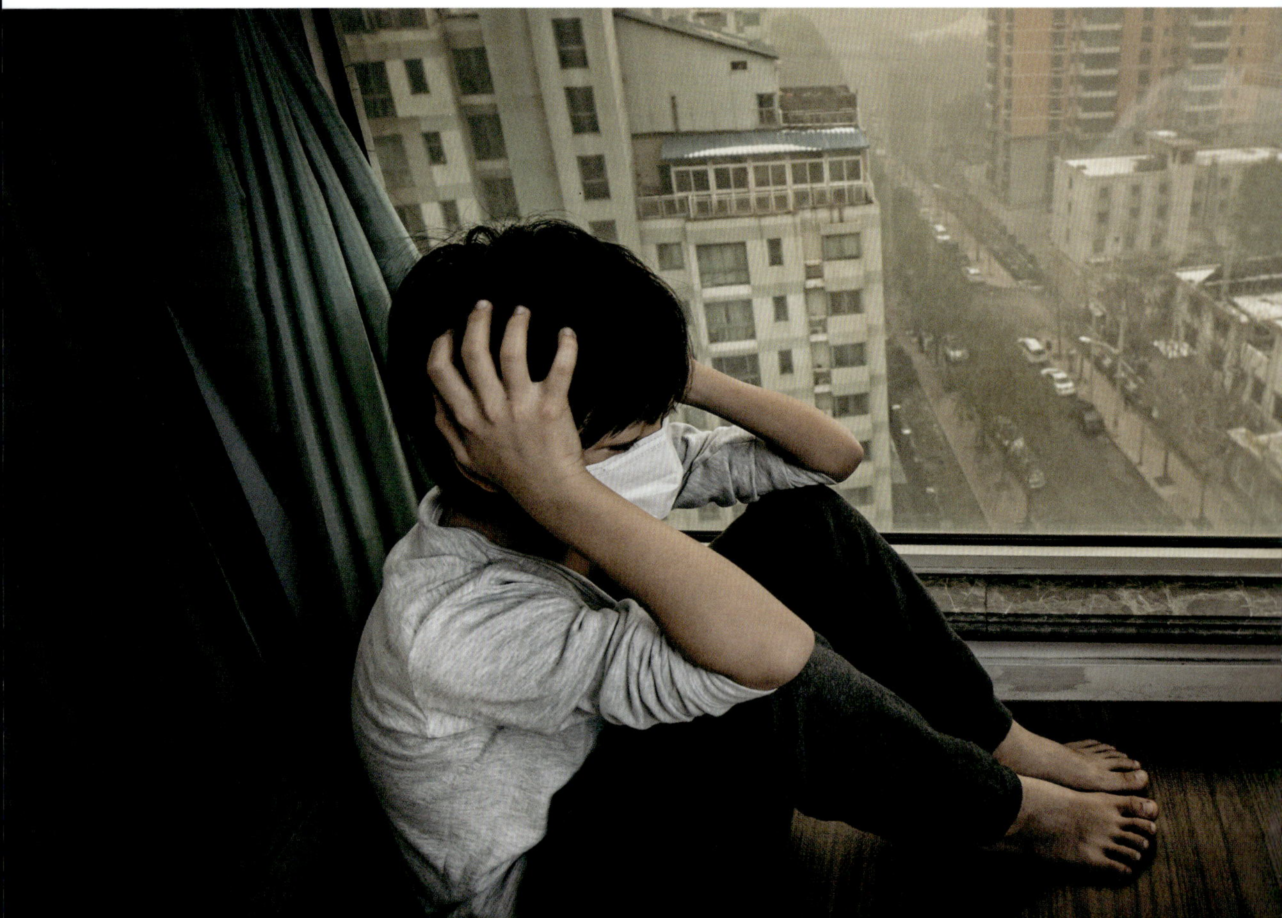

unfähig oder werden von Gefühlen überwältigt. Solche Reaktionen können die bestehenden Probleme verschärfen, sodass Sie noch mehr zu bewältigen haben. Wenn Sie Angst als Werkzeug verstehen und Panik in Grenzen halten, beherrschen Sie die Angst (und nicht umgekehrt).

KONZENTRIEREN Eine gute Möglichkeit, um in extrem belastenden Situationen Panik zu vermeiden, besteht darin, sich auf etwas Kleines, Überschaubares zu konzentrieren, beispielsweise eine Hilfeleistung. Dadurch lenken Sie sich von der beängstigenden Situation ab und können wieder konstruktiv denken. Selbstverständlich ist eine weltweite Pandemie furchterregend. Wenn Sie sich aber auf die Dinge konzentrieren, die Sie unter Kontrolle haben, können Sie überbordende Ängste und Sorgen in Schach halten.

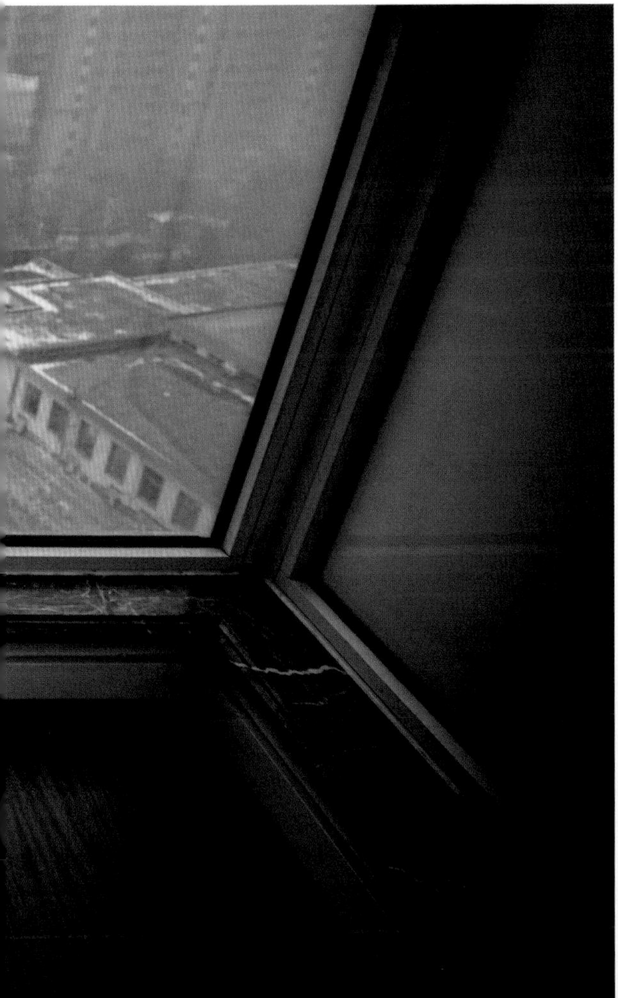

16 ABSTAND HALTEN

Wer das Schlagwort »Social Distancing« noch nicht gehört hat, muss bis heute in einer dunklen Höhle gelebt haben. (Falls dem tatsächlich so ist: Bleiben Sie, wo Sie sind!) Grundsätzlich sollten Sie zu allen Personen 2 Meter Abstand einhalten, sofern sie nicht mit ihnen in einem gemeinsamen Haushalt leben. Das kling einfach, aber was, wenn der Kunde in der Supermarktschlange Ihnen auf die Pelle rückt? Wie nah ist zu nah? Vielleicht können die Illustrationen es veranschaulichen, vielleicht bringen Sie sie auch nur zum Schmunzeln. Ob Sie sich besser einen ausgewachsenen Alligator, einen Abraham Lincoln (der Hut bringt einen Sicherheitspuffer von 30 cm!) oder Subway-Sandwiches vorstellen können, hängt davon ab, wo Sie leben, wie gut Sie im Geschichtsunterricht aufgepasst haben oder was Sie gern essen.

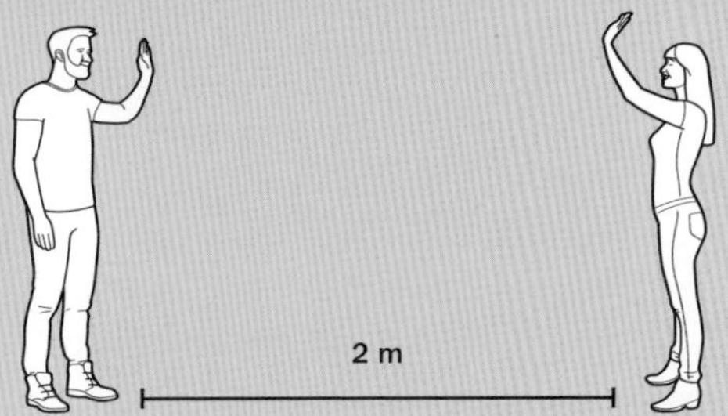

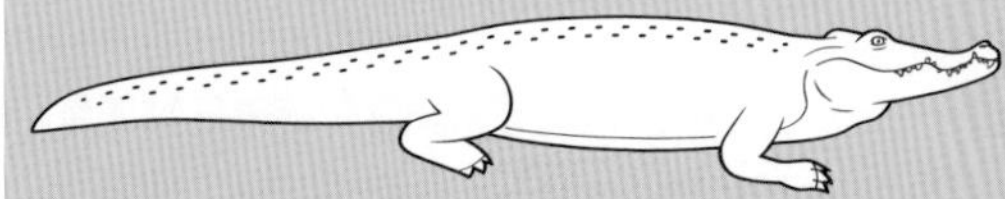

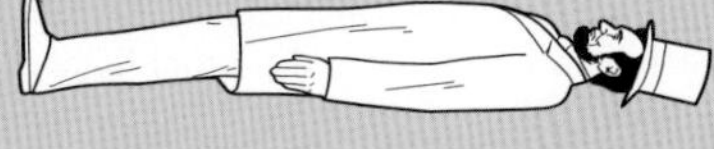

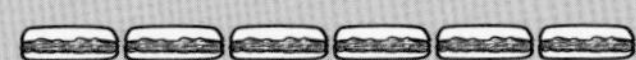

17 EINE FRAGE DER EINSTELLUNG

Eine sehr wichtige Fähigkeit besteht darin, sich auch in schwierigen Situationen eine positive Grundeinstellung zu bewahren. Das fällt nicht jedem leicht. Stellen Sie sich Ihre Einstellung wie ein Objektiv vor, durch das Sie schauen. Es beeinflusst die Wahrnehmung einer Situation und Ihre Reaktion darauf. Wenn Sie zur aktuellen Pandemiesituation eine ausschließlich negative Einstellung haben, werden Sie sich unwohl fühlen. Das färbt auf die Menschen in Ihrer Umgebung ab. Wenn es Ihnen gelingt, auch Positives zu sehen, kommen Sie viel besser durch die Krise. Das Glas ist halb voll, Sie müssen sich nur selbst davon überzeugen. Versuchen Sie einmal, ganz bewusst auf Dinge zu achten, für die Sie dankbar sind. Sie werden feststellen, dass sich das positiv auf Ihre Stimmung auswirkt. Die Grundeinstellung hat großen Einfluss auf Ihr Denken und Fühlen. Von einer negativen Einstellung werden Sie am Ende beherrscht.

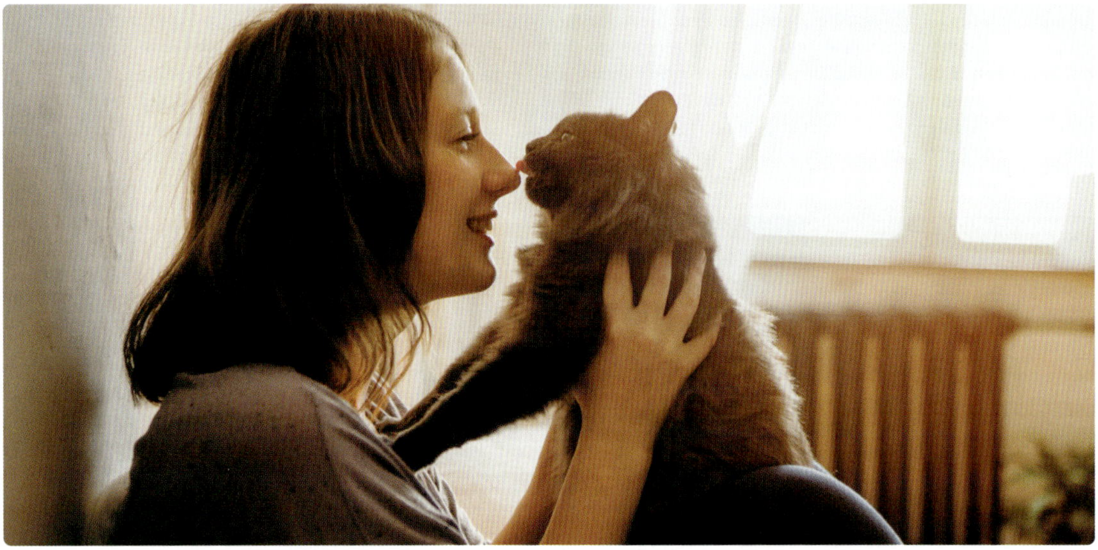

18 DIE SURVIVOR-MENTALITÄT PFLEGEN

Ob es uns gefällt oder nicht, die aktuelle Pandemie liefert gute Gründe, über unsere Überlebensfähigkeit und Unabhängigkeit nachzudenken. Selbstversorgung ist aber mehr als Feuer machen, Hütten bauen und Fallen stellen. Es geht in Not- und Krisensituationen vor allem um das Durchhaltevermögen, und das ist keine praktische Fähigkeit, sondern eher eine Geisteshaltung. Diese Haltung möchten wir in unseren Büchern und Workshops vermitteln. Die Survivor-Mentalität ist so wichtig, dass wir manche Kurse mit diesem Thema beginnen und beenden. Wir meinen damit eine Reihe von geistigen, emotionalen, psychischen und intellektuellen Merkmalen, die direkten Einfluss auf das Überleben haben. Beispiele für solche Merkmale sind Lebenseinstellung, Arbeitshaltung, Anpassungsfähigkeit, Kreativität, geistige Stärke, Motivation und Hartnäckigkeit. Diese Aufzählung ist keineswegs erschöpfend. Auf viele dieser Merkmale werden wir im Folgenden noch ausführlicher eingehen. Hier geht es zunächst um die Einstellung, weil sie Einfluss auf viele weitere Faktoren hat.

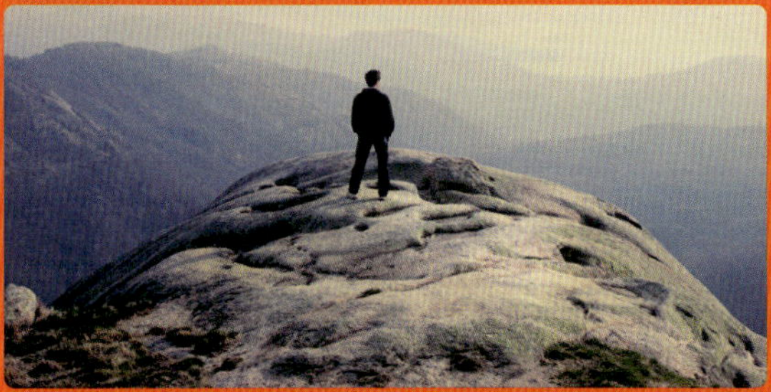

19 NICHT VERZWEIFELN

Wir stecken mitten in einer Pandemie, das ist eigentlich Grund genug zum Verzweifeln. Jede Krisensituation kann sich nachteilig auf die psychische Gesundheit auswirken. Es wäre in der Tat mehr als ungewöhnlich, wenn die seelische und emotionale Lage eines Menschen in solch einem Fall völlig unbeeinflusst bliebe. Eine Notsituation geht beispielsweise mit Erschöpfung, Sorgen, Nichtverfügbarkeit von Suchtmitteln, Isolation, schlechter Schlafqualität, veränderter Ernährung oder emotionalem Stress einher. Das muss jeden normalen Menschen belasten. Gerade darum sollten Sie bei sich selbst und Menschen in Ihrer Nähe auf Anzeichen von Depression, Wut, Frustration, Hyperaktivität, Schuldgefühlen, Suizidgedanken oder irrationales Verhalten achten. Auch bei Kontaktbeschränkungen sollten Sie sich keinesfalls restlos zurückziehen. Falls nötig, fordern Sie Hilfe für sich selbst oder Ihre Lieben bei Ärzten und Behörden ein.

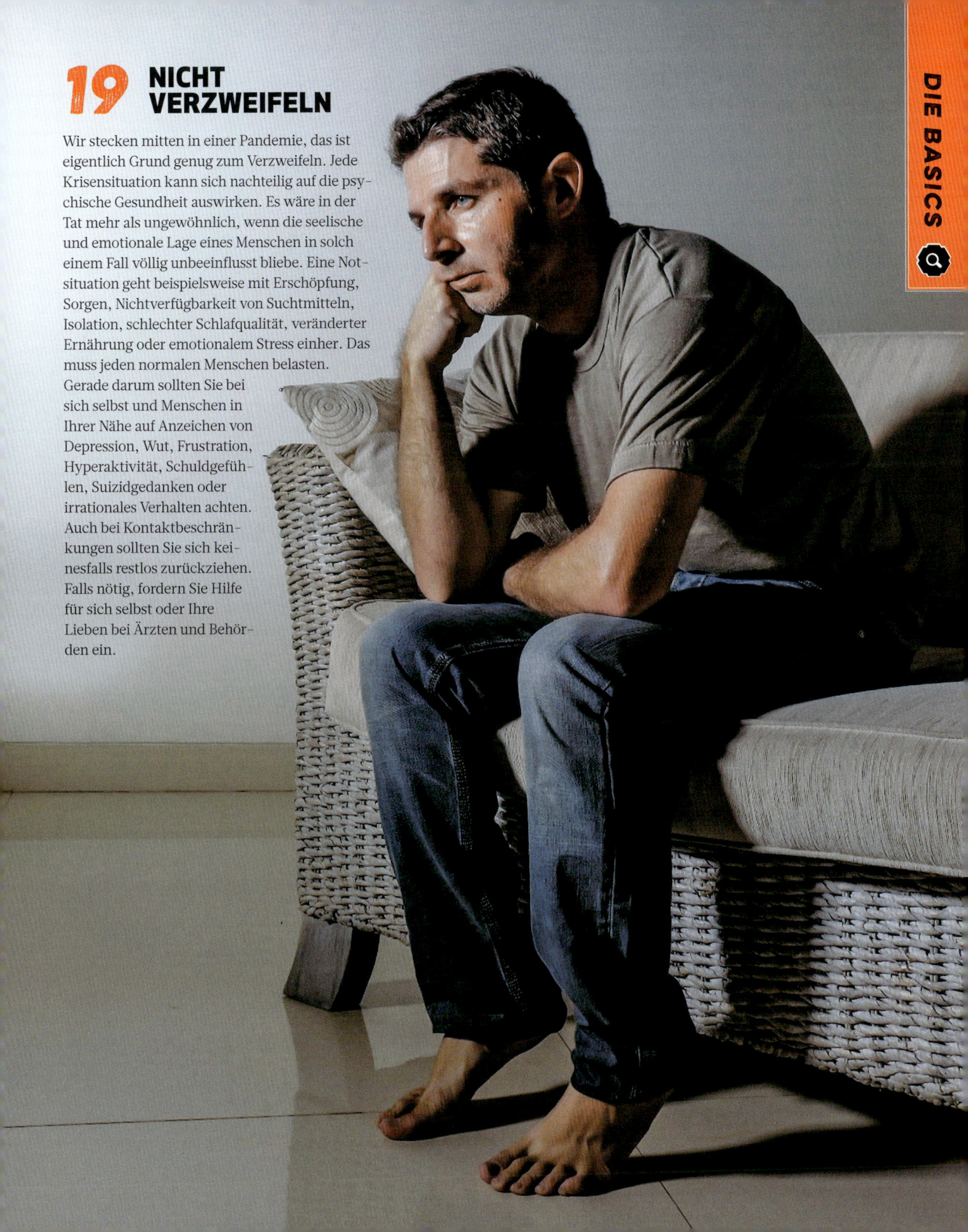

20 HISTORISCHE SEUCHEN

Vor der enormen Macht winziger Krankheitserreger wurde seit Jahren immer wieder gewarnt. Nun haben sich diese Warnungen als berechtigt erwiesen. Wir haben es in der Tat mit einer schweren Krankheit zu tun, aber es hätte auch noch schlimmer kommen können. Covid-19 ist eine schreckliche Krankheit, durch die Menschen sterben können, die uns lieb und wichtig sind. In dieselbe Situation hätten wir auch durch einen Angriff mit biologischen Waffen (etwa die gezielte Verseuchung von Großstädten mit Pocken) oder die natürliche Ausbreitung noch gefährlicherer Krankheiten (Ebola oder das Marburg-Virus) kommen können.

Vor ziemlich genau 100 Jahren infizierten sich weltweit mehr als 500 Millionen Menschen mit der Spanischen Grippe, die Zahl der Toten lag zwischen 40 und 100 Millionen. Die ersten Todesfälle durch die extrem gefährliche Form des Influenza-A-Virus H1N1 wurden im Januar 1918 verzeichnet, die Krankheit wütete bis 1920. Ja, die aktuelle Situation ist furchterregend. Sie wird so schnell nicht vergehen, und die meisten Experten meinen, dass die Lage sich zuerst verschlechtern und erst dann verbessern wird. Trotzdem sind noch weitaus schlimmere Szenarien vorstellbar.

PEST

ZAHLEN Die Pest brach 1347 in Europa aus. Im Lauf der folgenden zehn Jahre starben zwischen 100 und 200 Millionen Menschen – etwa die Hälfte der Bevölkerung Europas.

URSACHE Als Erreger der verheerenden Seuche gilt das Bakterium *Yersinia pestis*. Es wird durch Ratten verbreitet und durch Flohbisse übertragen.

SYMPTOME Man unterscheidet drei Formen der Pest. Die Beulenpest lässt alle Lymphknoten im Körper anschwellen. Die Pestsepsis geht mit großflächigen Haut- und Organblutungen einher. Die Lungenpest greift die Lunge an und ist die gefährlichste Form, weil sie durch Husten übertragen wird. Alle drei Formen äußern sich auch durch Fieber, Schüttelfrost, Schwäche und andere grippeähnliche Symptome.

GEFAHR ERNEUTEN AUFTRETENS *Yersinia pestis* kommt in der Natur noch vor. Weltweit erkranken tausende Menschen. Die Krankheit lässt sich heute aber recht gut mit Antibiotika behandeln, darum wird es höchstwahrscheinlich nicht wieder zu einem Massensterben kommen.

SPANISCHE GRIPPE

ZAHLEN Bei der Influenza-Pandemie, die 1918 im US-Staat Kansas (nein, nicht in Spanien!) ausbrach, wurden weltweit mehr als 500 Millionen Menschen infiziert. Zwischen 40 und 100 Millionen kamen ums Leben.

URSACHE Die ersten Todesfälle durch die extrem gefährliche Form des H1N1-Virus traten 1918 auf. Die Pandemie dauerte bis 1920 an.

SYMPTOME Die Betroffenen zeigten typische Grippesymptome (Fieber, Übelkeit, Durchfall und Gliederschmerzen). Ungewöhnlich war die hohe Sterblichkeitsrate und die Tatsache, dass vor allem gesunde jüngere Erwachsene ums Leben kamen.

GEFAHR ERNEUTEN AUFTRETENS Vom Influenza-A-Virus H1N1 existieren noch heute zahlreiche Stämme, gegen die die moderne Medizin nicht viel ausrichten kann. Es könnte also wieder zu einer Pandemie wie 1918 kommen. Im Juni 2009 breitete sich ein neuer Stamm des H1N1-Virus weltweit aus. Bis Anfang 2010 starben 17 000 Menschen daran.

POCKEN

ZAHLEN Im vorigen Jahrtausend sind Millionen Menschen an den Pocken gestorben, allein im 20. Jahrhundert waren es zwischen 300 und 500 Millionen. Impfungen ist es zu verdanken, dass der letzte Fall in den USA 1949 dokumentiert wurde, der letzte Fall weltweit trat 1977 in Somalia auf.

URSACHE Pockenerreger sind die beiden Virusarten *Variola major* und *Variola minor*.

SYMPTOME Der Verlauf beginnt mit Fieber, Erbrechen und Rachenkatarrh, dann kommt es zu Hautveränderungen, vor allem flüssigkeitsgefüllten, in der Mitte eingedellten Bläschen.

GEFAHR ERNEUTEN AUFTRETENS 1980 erklärte die Weltgesundheitsorganisation die Pocken für ausgerottet, seitdem sind keine Fälle mehr aufgetreten. Allerdings sind aus Laboren im Lauf der Jahre immer wieder Viren verschwunden, die für einen Biowaffenanschlag verwendet werden könnten.

21 ÜBERREAGIEREN? (EIN BISSCHEN)

Es liegt uns fern, Paranoia Vorschub zu leisten oder Hypochondrie zu bejubeln. Wir möchten aber eine Redensart zitieren, die beim Auftreten der ersten Fälle in den USA kursierte: »Wenn wir schnell handeln und nichts Schlimmes passiert, riskieren wir, uns zum Narren zu machen. Wenn wir nicht handeln und es läuft schlecht, riskieren wir weitaus Schlimmeres.« Also: Seien Sie lieber etwas zu vorsichtig.

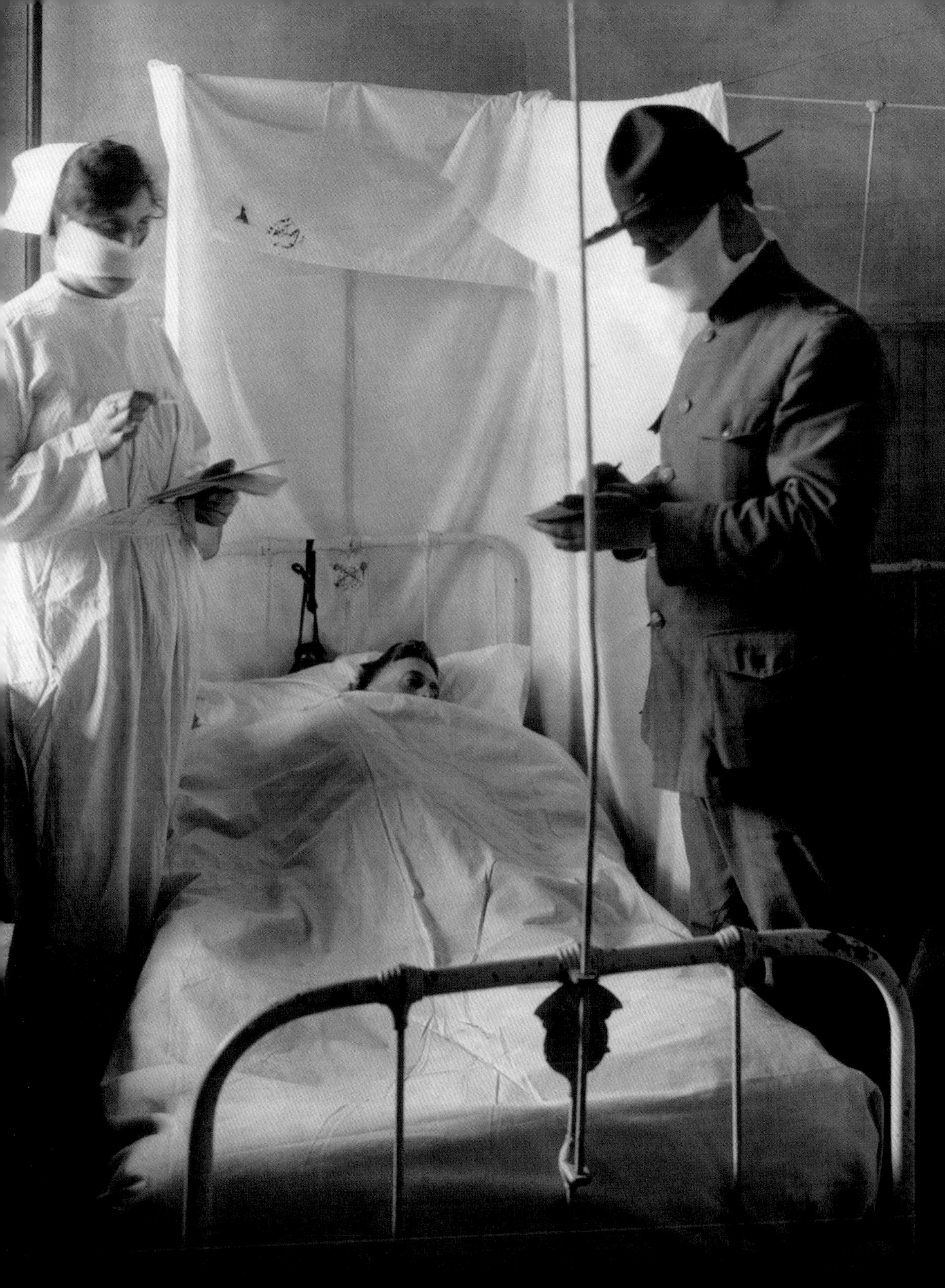

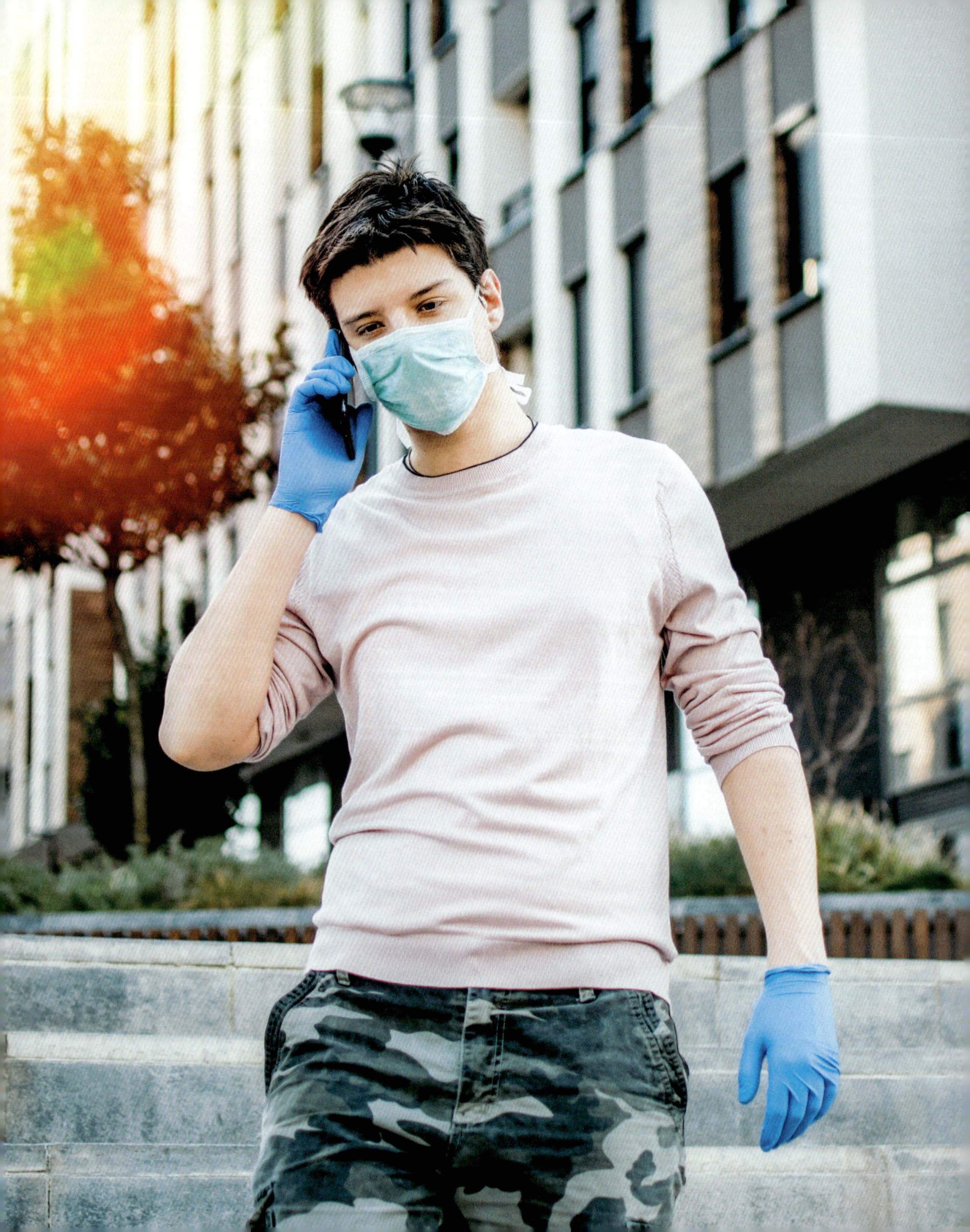

AUSRÜSTUNG

ALLES, WAS SIE FÜR IHRE PERSÖNLICHE SICHERHEIT BRAUCHEN

Gute Planung lässt sich nicht durch teure Ausrüstung ersetzen. Wer sich über die Zusammenstellung der richtigen Ausrüstung einige Gedanken macht, braucht gar nicht viel und muss auch kein Vermögen ausgeben.

Wer dieses Buch liest, besitzt wahrscheinlich schon einige Dinge für den Notfall. Lesen Sie trotzdem weiter, vielleicht finden Sie noch einige nützliche Tipps. Für alle, die sich eine ganz neue Ausrüstung anschaffen wollen, hier die wichtigsten Informationen:

ERSTE-HILFE-SET Ein gut ausgestattetes Erste-Hilfe-Set eignet sich nicht, um während einer Pandemie einen Schwerkranken zu behandeln, aber bei kleineren Problemen können Sie sich selbst helfen und brauchen nicht in die Notaufnahme einer Klinik zu fahren. Ein ordentliches Erste-Hilfe-Set gehört sowieso in jeden Haushalt.

PERSÖNLICHE SCHUTZAUSRÜSTUNG Im Fall einer Pandemie ist eine Schutzausrüstung sehr wichtig, aber sie kann auch in anderen Notfällen sinnvoll sein, darum sollten Sie vorsorgen. Wenn Sie außerdem Arbeitshandschuhe und Schutzhelme griffbereit haben, sind Sie für die meisten Fälle gut gerüstet.

KNOW-HOW Die beste Schutzausrüstung nützt nichts, wenn man die allgemeinen Verhaltensregeln während einer Pandemie missachtet: Hände waschen, Abstand halten, Flächen desinfizieren, die von anderen berührt werden. Die Schutzausrüstung ist Ihre letzte Verteidigungslinie, also, wie der Name sagt eine »Rüstung«.

22 LETZTES MITTEL

Es klingt paradox, aber die persönliche Schutzausrüstung ist gar nicht besonders sicher. Unter normalen Umständen gilt sie als letzte Verteidigungslinie. Im traditionellen Risikomanagement strebt man an, Risiken ganz zu beseitigen oder durch eine weniger gefährliche Alternative zu ersetzen. Zusätzlich können Schilder oder Sicherheitsüberwachung eingesetzt werden, um Betroffene zu sensibilisieren und die Situation zu kontrollieren.

In Extremsituationen sind diese Maßnahmen nicht immer möglich. Dann bleibt Ihnen tatsächlich nur Ihre persönliche Schutzausrüstung. Außerdem ist es empfehlenswert, dass jemand die Lage überwacht, um für die Sicherheit zu sorgen, wenn keine bessere Möglichkeiten zur Verfügung stehen.

23 MASKE AUF

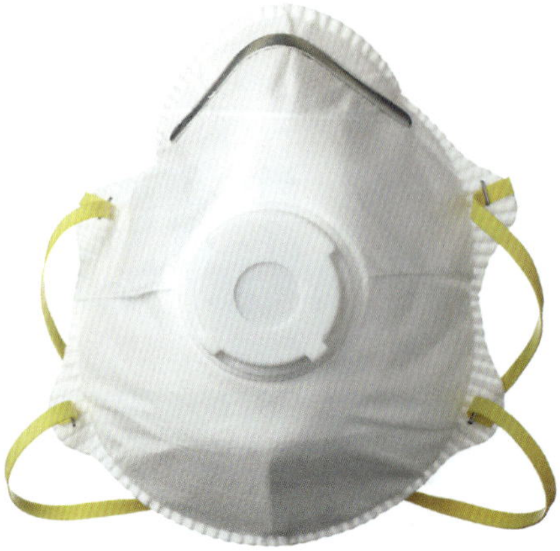

Im Krankheitsfall (und im Alltag) sind wir häufig schädlichen Stoffen ausgesetzt. Eine Maske kann vor Lungen- und anderen Gesundheitsschäden schützen. Masken gibt es in verschiedenen Ausführungen. Staubmasken gibt es als Einwegmasken oder mit auswechselbaren Filtern. Sie schützen vor kleinen Partikeln in der Luft – Staub, Sprühnebel, Flüssigkeiten und manche Abgase – aber nicht vor Gasen und Dämpfen. Bei Pandemien kommen Halbmasken zum Einsatz, heißt, dass nur Mund und Nase, nicht aber die Augen geschützt sind. Die allgegenwärtige Abkürzung FFP steht für *filtering face piece*, hinzu kommt die Ziffer 1 bis 3 (siehe auch Tabelle unten).

Es gibt Einwegmasken, die unterschiedlich lange getragen werden können (oder sollen) und solche mit auswechselbarem Filtervlies. Masken mit dem höchsten Schutz werden vorrangig von Personal im Gesundheitswesen genutzt. Um sich vor eine Ansteckung zu schützen genügt eine FFP2-Maske. Selbst hergestellte Mund-Nasen-Schutze (dazu später mehr) dienen vorrangig dem Fremdschutz, das heißt: Tröpfchen durch eigenes Husten, Niesen oder Reden können nicht in die Atemluft anderer gelangen.

24 RICHTIG TRAGEN

Eine Maske schützt nur, wenn sie gut sitzt. Lesen Sie hier, was Sie beim Tragen beachten sollten.

Mehrwegmasken sitzen und schützen besser. Einwegmasken sind meist leichter zu bekommen, schließen aber nicht so gut ab. Ein Ventil erleichtert vor allem das Ausatmen. In Hochrisikobereichen sollte eine Maske verwendet werden, die auch die Augen bedeckt. Nach Gebrauch sollten solche Masken desinfiziert werden. Wenn sich gesundheitsschädliche Stäube (z. B. Asbest) in der Luft befinden, müssen Spezialmasken verwendet werden, die ringsherum gut abschließen.

25 DIE RICHTIGE MASKE

Welche Maske Sie tragen sollten, hängt von der Art der Schadstoffe oder Erreger ab.

MASKENTYP	SCHADSUBSTANZEN
FFP-1	für nicht-toxische und nicht-fibrogene Stäube
FFP-2	Schutzwirkung mind. 95 %; für gesundheitsschädliche Stäube, Nebel und Rauche
FFP-3	mind. 99 %; Schutz vor giftigen Stoffen, Tröpfchenaerosolen, krebserzeugenden oder radioaktiven Stoffen, Enzymen, Mikroorganismen (Viren, Bakterien, Pilzen)

26 DIE MASKE RICHTIG AUFSETZEN

Eine Schutzmaske kann helfen, Ihre eigene Gesundheit und die Ihrer Mitmenschen zu schützen. (Wenn Masken allerdings knapp sind, sollten sie vorrangig Menschen zur Verfügung stehen, die im medizinischen Bereich und in Pflegeberufen arbeiten.) Wer sich in strenge häusliche Quarantäne begibt, kann Leben retten, indem er seine Masken spendet. Für Menschen in Heilberufen und Personen mit geschwächtem Immunsystem ist es ratsam, sich (sofern keine Knappheit besteht) nur mit einer Maske unter Leute zu begeben.

Hier zeigen wir, wie Sie eine Maske richtig anlegen und abnehmen.

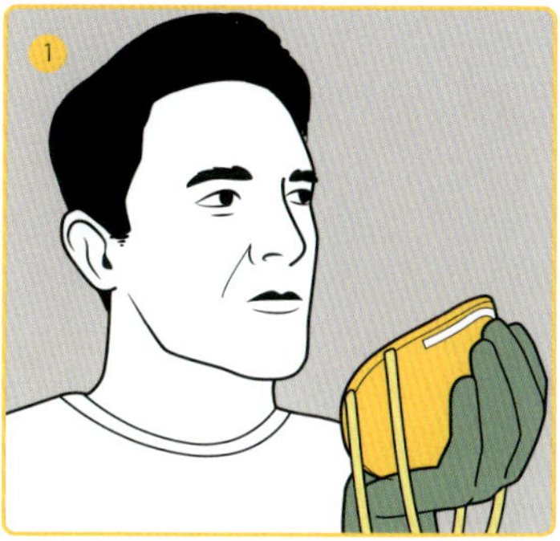

STEP 1 Bevor Sie Sicherheitsausrüstung anlegen, die Hände gründlich waschen Die Außenseite der Maske in die Handfläche legen, die Gummibänder hängen vorne herunter.

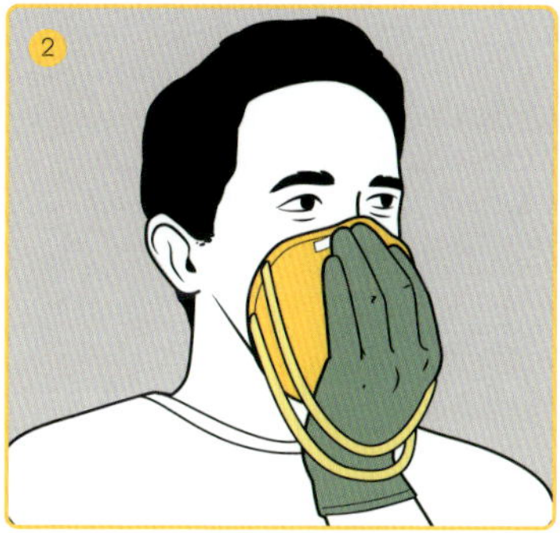

STEP 2 Die Maske so auf das Gesicht setzen, dass Nase und Mund ganz bedeckt sind.

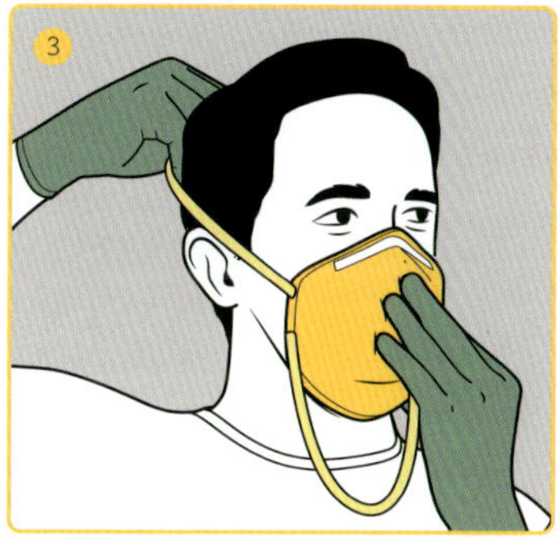

STEP 3 Das obere Gummi über den Kopf ziehen. Es soll möglichst fest über den Ohren sitzen.

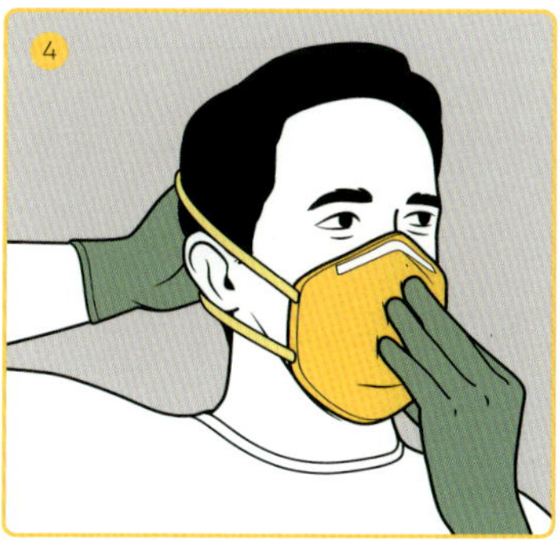

STEP 4 Das untere Gummi über den Kopf ziehen. Es verläuft unter den Ohren.

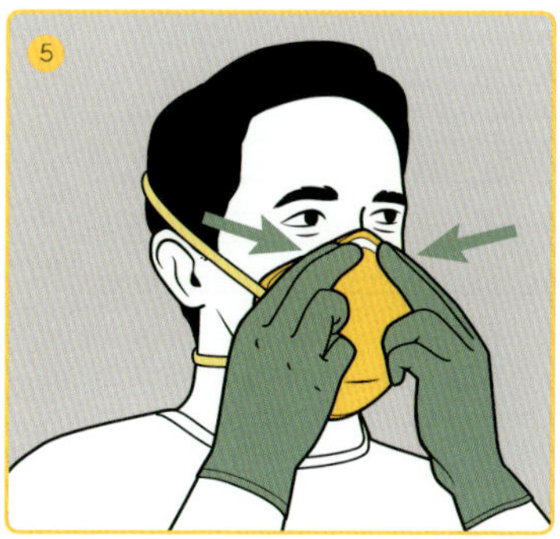

STEP 5 Die Metalleinlage in der Oberkante so zurechtbiegen, dass sie sich eng an den Nasenrücken schmiegt.

Zuletzt die Hände locker auf die Maske legen und ausatmen. Falls dabei seitlich Luft entweicht oder die Maske sich verschiebt, den Sitz der Gummis korrigieren.

EXPERTENTIPPS

- Die Innenseite der Maske nicht berühren, um eine Kontamination zu vermeiden.
- Vor dem Abnehmen der Maske die Handschuhe ausziehen, um eine Kontamination zu vermeiden (denn auch auf den Handschuhen können sich Krankheitserreger befinden).

27 EINE MASKE NÄHEN

Im Internet kursieren jede Menge Nähanleitungen für Masken. Das hier vorgestellte Modell gelingt auch ohne besondere Nähkenntnisse.

STEP 1 Den Stoff waschen, bügeln und doppelt falten, sodass Sie ein Stück von 16,5 x 24 cm erhalten. Im Kniff durchschneiden. Nun haben Sie zwei gleich große Rechtecke.

STEP 2 Vier Streifen Stoff zuschneiden, je ca. 45 cm lang und 2 cm breit. Die Streifen der Länge nach zur Hälfte falten, dann die Schnittkanten einschlagen. Entlang der Mitte absteppen, damit die Ränder nicht ausfransen. Sie können auch Gummiband, Saumband oder Schnürsenkel verwenden.

STEP 3 Ein Rechteck ausbreiten, die rechte Stoffseite liegt oben. An jede Ecke ein Bandende stecken. Die Bänder zeigen dabei zur Fläche des Rechtecks.

STEP 4 Das zweite Rechteck rechts auf rechts auf das erste legen. Die Bänder liegen zwischen ihnen. Die Kanten ringsherum feststecken.

STEP 5 Nun in der unteren Mitte beginnen und dicht neben der Kante in gerader Linie zur linken unteren Ecke. Dabei an der Ecke die Enden der Bänder oder Gummis, die zwischen den Stofflagen liegen, mit festnähen. Es ist wichtig, durch alle drei Lagen zu nähen. Nähen Sie ruhig ein paarmal hin und her, damit die Bänder gut halten.

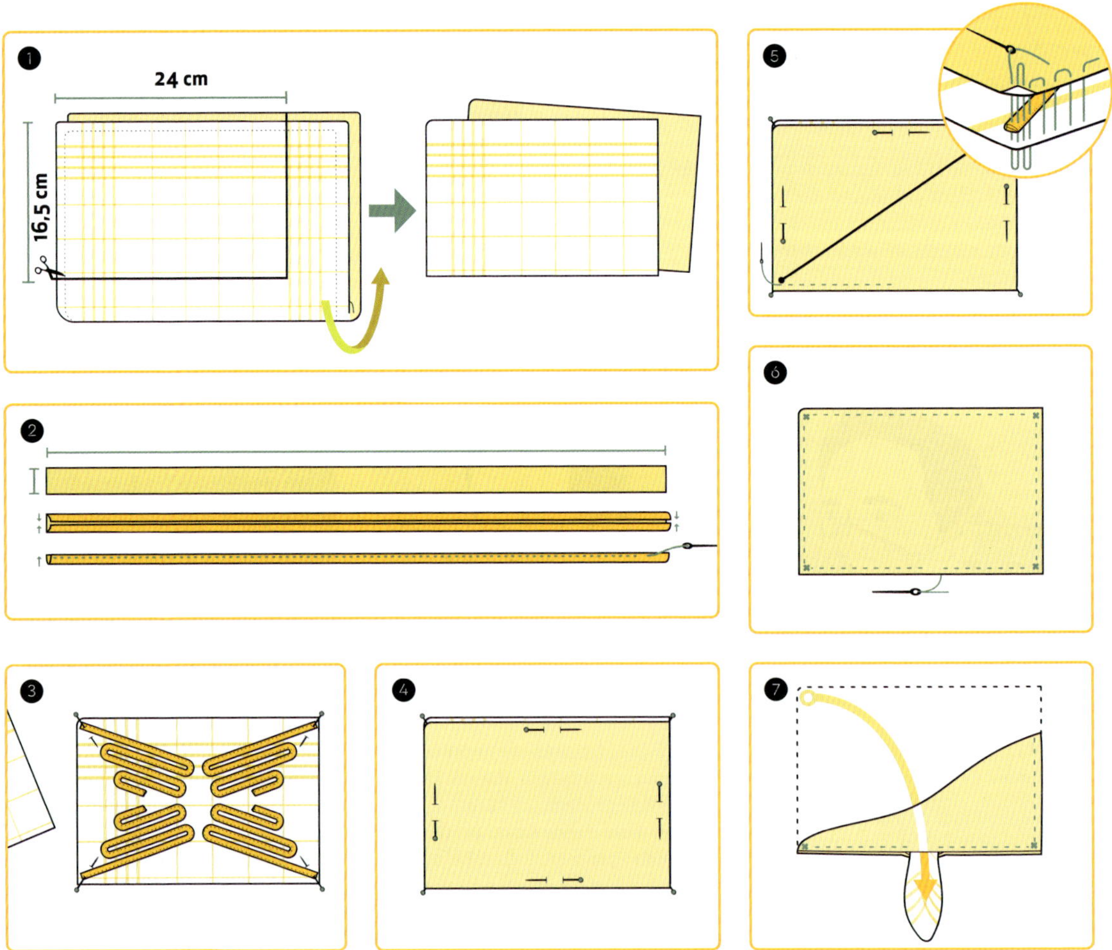

STEP 6 Jetzt entlang der übrigen Kanten um das Rechteck nähen (dabei alle Bänder an den Ecken sicher mitfassen), aber eine 2–3 cm große Öffnung zum Wenden lassen.

STEP 7 Die Maske vorsichtig durch die Öffnung in der Naht wenden.

STEP 8 Die Bänder aus dem Weg nehmen und die Maske glattstreichen oder bügeln.

STEP 9 Drei oder vier waagerechte Falten einlegen und feststecken. (Muss nicht sein, aber die Maske passt sich dadurch besser der Gesichtsform an.)

STEP 10 Nochmals ringsherum steppen, um die Falten zu fixieren und die Wendeöffnung zu schließen. Fertig! Jetzt können Sie sich unter Leuten sicher und stylisch fühlen, vor allem, wenn Sie zu jedem Outfit eine passende Maske nähen.

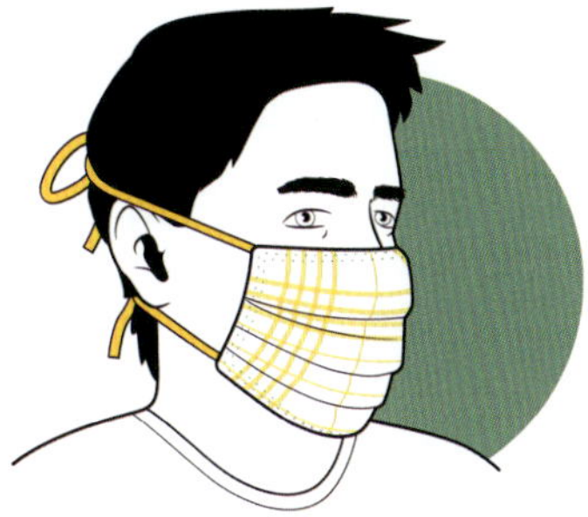

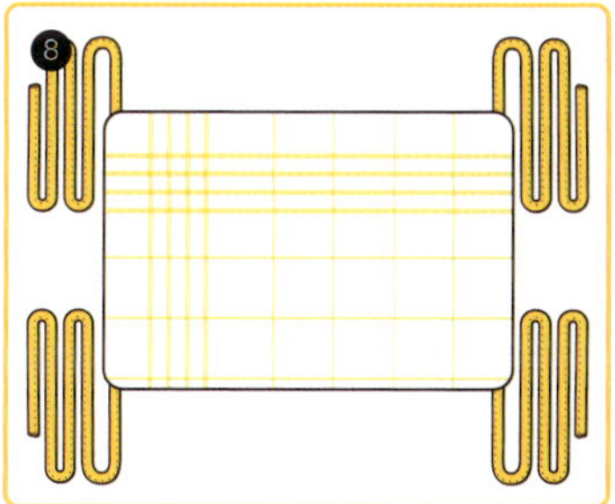

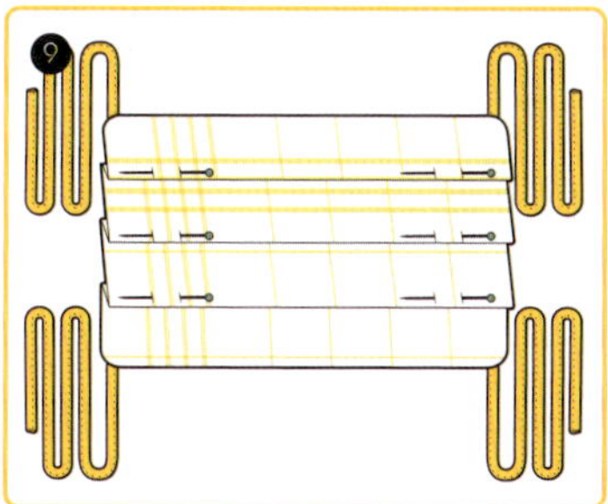

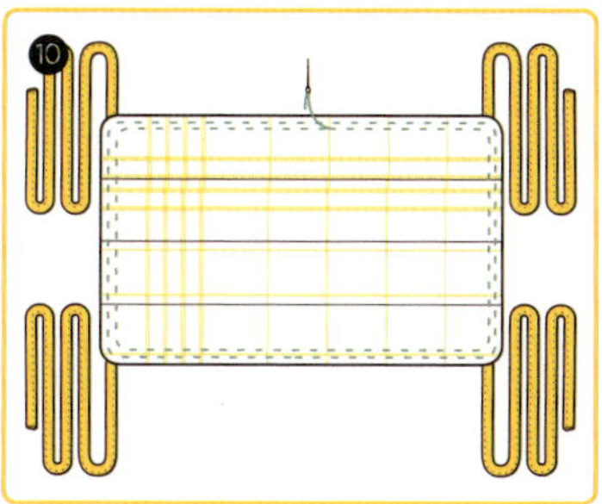

28 SCHNELL REINSCHLÜPFE(R)N

Vielleicht können Sie nicht nähen. Vielleicht brauchen Sie auch jetzt sofort eine Maske. Vielleicht wollten Sie schon immer mal die Unterhose auf dem Kopf tragen. Kein Problem, solange sie sauber ist! Diese Idee ist im Notfall besser als gar nichts.

Ziehen Sie ein Hosenbein einer elastischen Shorts über das untere Gesicht. Dann das Taillengummi erfassen und über die Stirn ziehen, dabei das hintere Hosenbein glatt einschlagen. Ums Gesicht herum festziehen und selbstbewusst tragen.

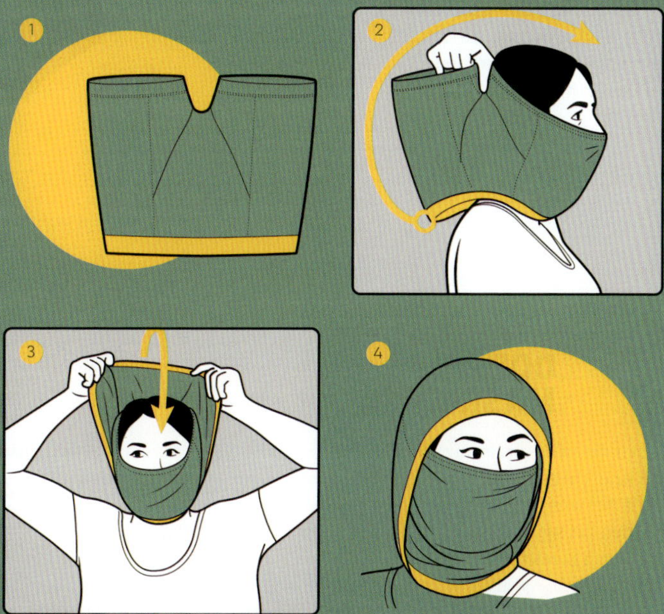

29 LOW-BUDGET-SCHUTZANZUG

Angst vor der Grippe oder bösartigeren Krankheitserregern? Mit diesen Requisiten aus dem Baumarkt sind Sie gut ausgestattet, falls der apokalyptische Reiter durch die Nachbarschaft galoppiert.

STEP 1 Maleroverall aus Tyvek® oder Polyester. Viele Modelle haben eine Kapuze, oft gibt es auch Überzieher für die Schuhe dazu. Die Overalls sind robust, reißfest und einigermaßen wasserdicht, und sie kosten nicht viel.

STEP 2 Isolierband, um Arm- und Beinabschlüsse festzukleben.

STEP 3 Standardschutzmaske. Noch besser, Sie kaufen eine preisgünstigere Großpackung, dann können Sie im Notfall sogar welche abgeben.

STEP 4 Schutzbrille, am besten mit Belüftungsöffnungen und Anti-Beschlag-Beschichtung.

STEP 5 Ein Paket Einweghandschuhe (für alle Hausbewohner die richtige Größe wählen) – aus Nitril, falls Sie eine Latexallergie haben.

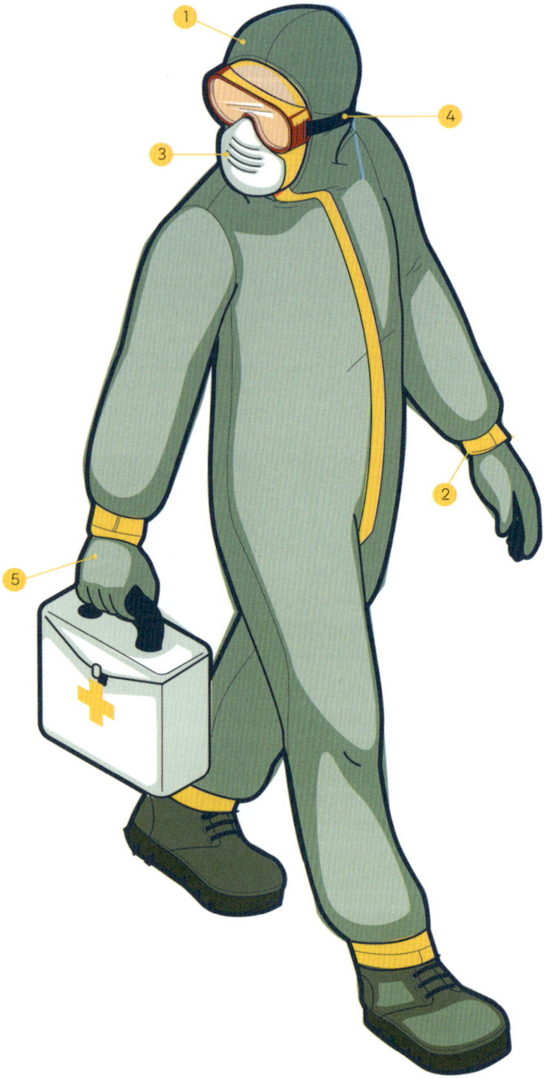

30 DOPPELT MASKIERT

Einwegmasken kosten wenig und bilden eine gute Barriere gegen Krankheitserreger in der Luft. Die Schutzwirkung hängt dabei von der Filterklasse ab. Masken der Klasse FFP-1 bieten den geringsten Schutz, Masken der Klasse FFP-2 liegen im mittleren Bereich und Masken der Klasse FFP-3 bieten den höchsten Schutz. Sie alle nützen aber nur optimal, wenn ihr gesamter Rand dicht am Gesicht anliegt. Das kann vor allem für Bartträger ein Problem sein, denn selbst durch kurze Stoppeln entstehen Lücken zwischen Maske und Haut. Das Problem lässt sich leicht lösen, indem man über der Schutzmaske noch eine Maske aus Stoff (selbst genäht, notfalls ein Halstuch) trägt.

Masken für den Industriegebrauch tragen andere Kennbuchstaben, beispielsweise R oder P. Auch sie schützen in unterschiedlichem Maß vor Krankheitserregern.

31 GUTE HANDSCHUHE

Handschuhe gibt es in zahlreichen Ausführungen für die unterschiedlichsten Verwendungszwecke. Hier stellen wir die Vor- und Nachteile einiger gängiger Typen vor.

Für medizinische Handschuhe [Bild A] ist Nitril das empfehlenswerte Material, weil es sich auch für die wachsende Zahl an Latexallergikern eignet. Besonders griffig sind Handschuhe mit einer strukturierten Oberfläche. Handschuhe aus Vinyl oder Polyethylen bieten einen geringeren Schutz. Wenn Handschuhe mit Körperflüssigkeiten kontaminiert sind, müssen sie entsorgt werden. Teure, langlebige Handschuhe sollten Sie darum nicht kaufen.

Moderne Arbeitshandschuhe [Bild B] bestehen meist aus mehreren Materialien, beispielsweise Synthetikfasern, Leder, Kunststoffen und anderen Materialien. Sie sind angenehm zu tragen und griffig, manche verschleißen allerdings recht schnell. Arbeitshandschuhe aus Leder oder dickem Segeltuch sind langlebiger, bieten aber deutlich weniger Tragekomfort und können sogar zu Blasen oder Abschürfungen an den Händen führen.

Taktile Handschuhe [Bild C], manchmal als Polizeihandschuhe bezeichnet, sind vielseitig, aber nicht für Such- und Rettungseinsätze oder Erste Hilfe geeignet. Sie wärmen, sind griffig und häufig durch besondere Einlagen (z. B. Kevlar) auch stich- und schnittsicher. Einige Handschuhtypen sehen allerdings aggressiv aus, was in Krisensituationen nicht förderlich ist, während andere nicht wärmen.

A

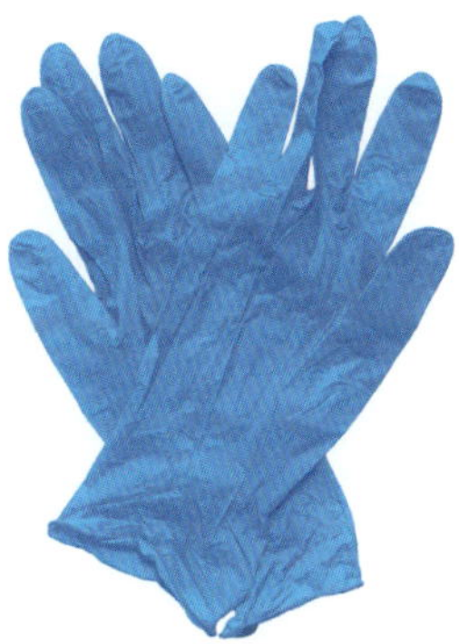

B

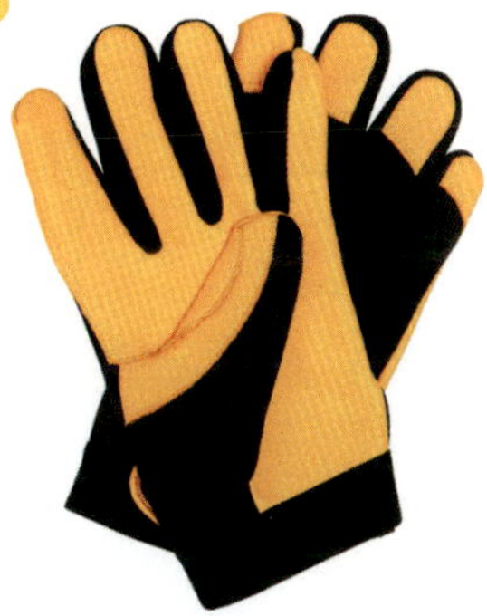

C

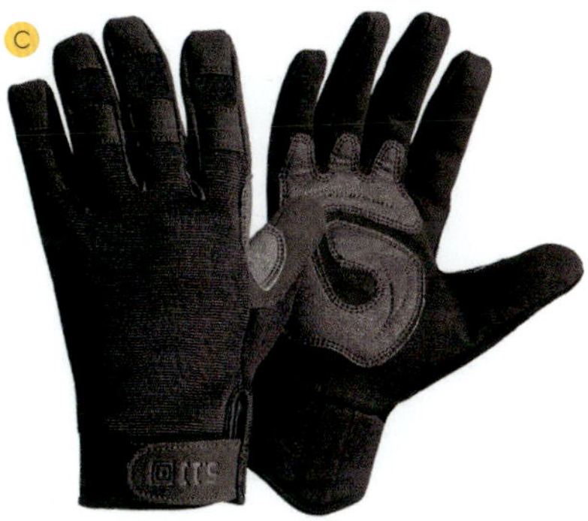

32 HANDSCHUHE HÄUFIG WECHSELN

Einweghandschuhe halten nicht lange, und das ist auch gut, denn ihre Schutzwirkung gegen ansteckende Körperflüssigkeiten lässt rasch nach. Menschen, die im medizinischen Bereich arbeiten, wechseln nach jedem Patienten die Handschuhe, andere Benutzer tragen dasselbe Handschuhpaar mehrere Stunden lang. Das ist aber nicht empfehlenswert, denn Hautfette, Schweiß, Handcreme, Chemikalien, Desinfektionsmittel, Hitze und andere Faktoren schwächen das Material und damit die Schutzwirkung. Manche werden sogar durchlässig für Viren.

33 NICHT DEN HELDEN SPIELEN

Wer sich mit einer hochwertigen Schutzausstattung versorgt, fühlt sich vielleicht unbesiegbar. Eine Rüstung ist es aber nicht, darum sollten Sie sich in Gefahrensituationen verhalten, als hätten Sie keine Schutzauskleidung. Nur so können Sie bewusst vermeiden, die schützende Wirkung Ihrer Ausstattung zu überschätzen, dadurch leichtsinnig zu werden und sich selbst in Gefahr zu bringen. Die Schutzausrüstung ist wirklich nur für den äußersten Notfall da. Es ist in jedem Fall besser, Gefahren zu meiden.

34 RUNDUM GESCHÜTZT

Heutzutage denken wir bei Schutzkleidung vor allem an Infektionsschutz, und das aus gutem Grund. Trotzdem kann es sinnvoll sein, wenn man das gesamte Angebot an Schutzkleidung kennt. Man kann ja nie wissen!

VORBEREITET

HELM Stabiler Kunststoffhelm, der vor Kopfverletzungen durch herabfallende Gegenstände (z.B. Schutt) schützt.

AUGENSCHUTZ Eine stabile, fest sitzende Maske schützt die Augen vor spritzenden Flüssigkeiten und Staub.

GEHÖRSCHUTZ Gut geeignet sind Ohrschützer, wie sie beispielsweise von Bauarbeitern getragen werden.

ATEMSCHUTZ Ein HEPA- oder FFP3-Filter schützt vor den meisten Schadstoffen in der Atemluft.

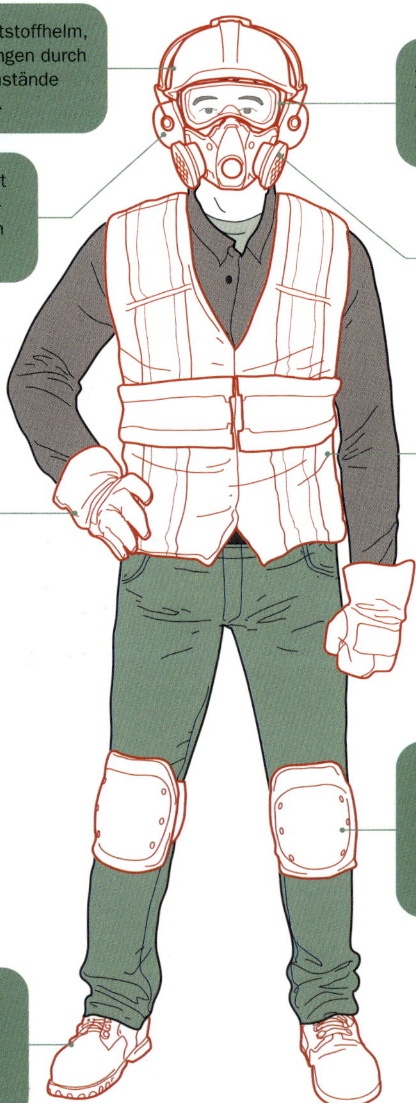

Handschuhe Robuste Arbeitshandschuhe aus Segeltuch und Leder sind wichtig, um Schutt zu räumen. Zum Schutz vor schädlichen Flüssigkeiten sind Sie medizinische Handschuhe ohne Latex die beste Wahl.

SICHERHEITSWESTE Damit Sie auch bei Dunkelheit oder schlechten Sichtverhältnissen von Helfern besser gesehen werden.

KNIESCHÜTZER Wenn Sie Schutt räumen müssen, können Sie selten stehen. Knieschützer (z.B. für Fliesenleger) beugen Knieschmerzen und -verletzungen vor.

SCHUHE Sicherheits-Arbeitsstiefel mit Stahlkappen und groben Profilsohlen bieten guten Schutz und gleichzeitig einen sicheren Stand.

VORBEREITET VS IMPROVISIERT

IMPROVISIERT

HELM Wenn Sie sich in einer Gefahrenzone bewegen müssen, ist jeder Kopfschutz besser als nichts. Selbst ein Fahrradhelm kann Leben retten.

AUGEN Wenn Sie keine Schutzbrille haben, können Sie notfalls eine normale Brille oder Sonnenbrille verwenden.

ATEMSCHUTZ Eine einfache Staubmaske oder ein Halstuch schützen nicht zuverlässig vor Krankheitserregern, ein Tuch ist aber schnell umgebunden.

GEHÖRSCHUTZ Einweg-Ohrstöpsel aus Schaumstoff bieten einen gewissen Schutz, man verliert sie aber leicht, und es ist nicht immer möglich, sie zu reinigen.

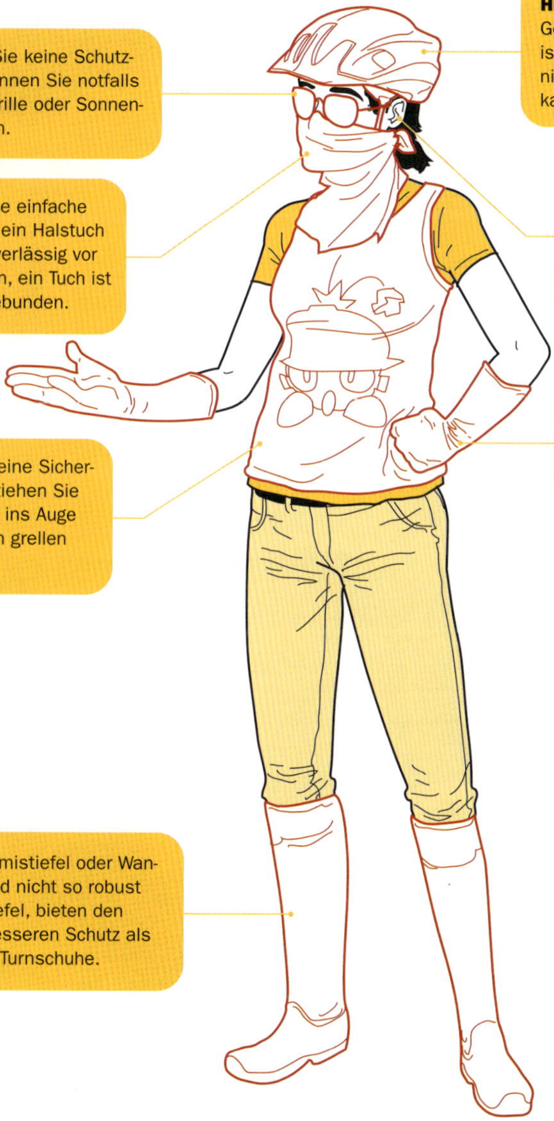

HANDSCHUHE Gartenhandschuhe oder Gummihandschuhe für den Hausputz hat fast jeder im Haus

WESTE Wenn Sie keine Sicherheitsweste haben, ziehen Sie etwas an, das stark ins Auge fällt, z.B. ein Shirt in grellen Neonfarben.

STIEFEL Gummistiefel oder Wanderschuhe sind nicht so robust wie Arbeitsstiefel, bieten den Füßen aber besseren Schutz als Flipflops oder Turnschuhe.

35 RICHTIG DES-INFIZIEREN

Es ist erwiesen, dass der unsachgemäße Einsatz von Antibiotika zu Gesundheitsproblemen führen kann. Eine Studie in 161 Langzeitpflegeeinrichtungen ergab, dass es häufiger zu Noroviren-Ausbrüchen kommt, wenn statt Wasser und Seife Händedesinfektionsmittel verwendet werden. In 53 % der Einrichtungen, in denen Desinfektionsmittel bevorzugt wurden, kam es zu Ausbrüchen. Wo nur Wasser und Seife verwendet wurden, lag die Zahl bei 18 %. Bei der Verwendung von Händedesinfektionsmitteln müssen dieselbe Zeitdauer und Technik beachtet werden wie beim normalen Händewaschen, denn die Bakterien und Viren werden nicht zuletzt durch die Reibung der Hände unschädlich gemacht.

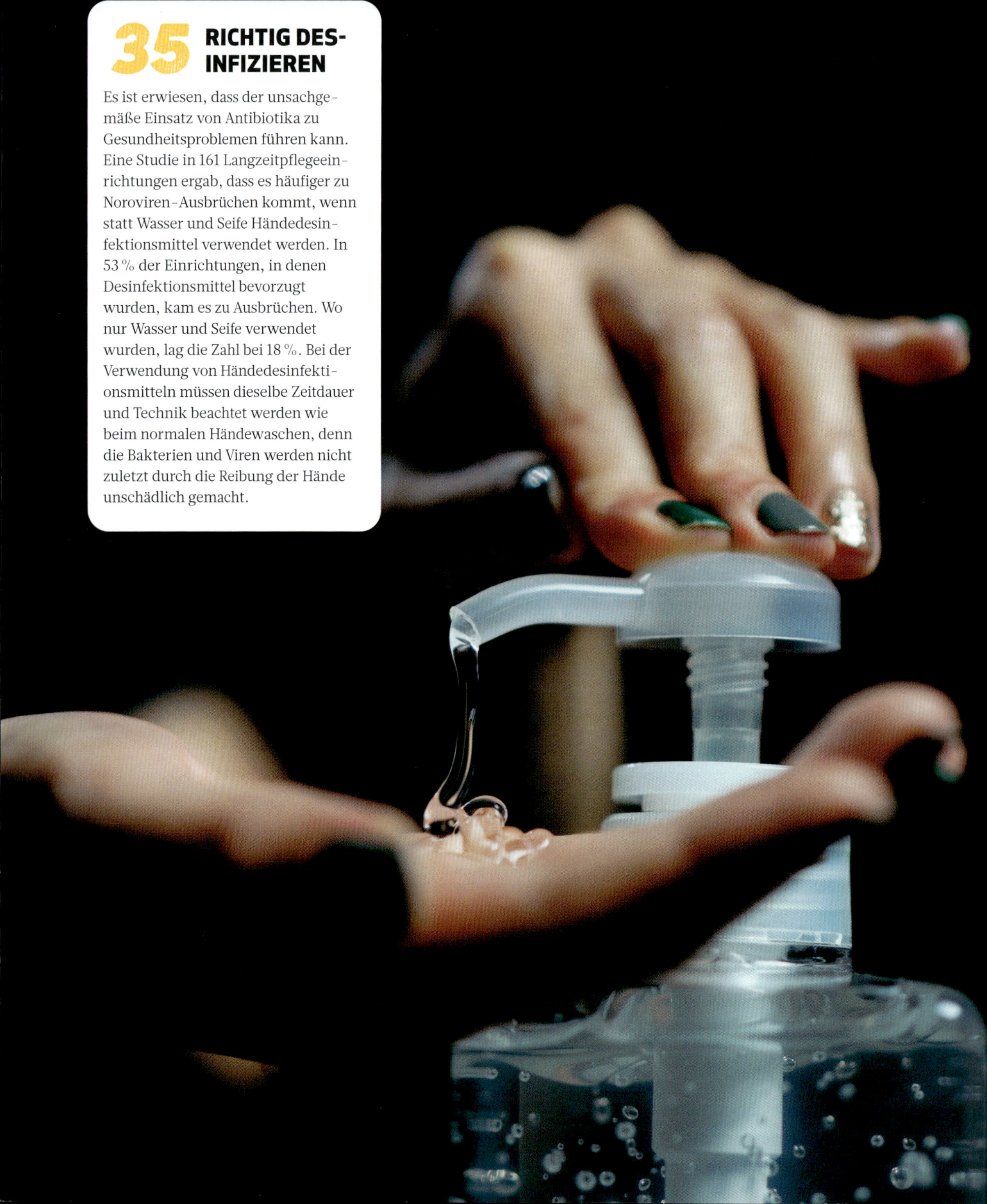

36 HÄNDEDESINFEKTION SELBST MACHEN

Jeder kennt das zähe Desinfektionsgel als Notlösung, wenn Wasser und Seife zum Händewaschen nicht zur Verfügung stehen. Aber was, wenn das Gel überall ausverkauft ist? Dann können Sie es aus wenigen Zutaten leicht selbst herstellen. Der Hauptbestandteil ist hochprozentiger Alkohol (mindestens 60 %), beispielsweise Franzbranntwein aus der Apotheke oder Drogerie. Notfalls können Sie sogar Schnaps verwenden, wenn die Prozente stimmen.

DAS SCHNELLE REZEPT Für dieses Handdesinfektionsmittel brauchen Sie nur 2 Teile Alkohol und 1 Teil Aloe-vera-Gel. Sorgfältig verrühren, 72 Stunden stehen lassen, dann kann die Mischung verwendet werden. Alkohol trocknet die Haut aus. Das Aloe-vera-Gel versorgt die Haut mit neuer Feuchtigkeit, hinterlässt aber einen leicht klebrigen Film.

DAS BEWÄHRTE REZEPT Diese Mischung hinterlässt keine klebrige Schicht auf der Haut und ist obendrein noch wirksamer. Mischen Sie 12 Teile Franzbranntwein mit 1 Teil Glyzerin und 2 Teilen Wasserstoffperoxid (3 %). Wenn der Alkoholgehalt des Franzbranntweins unter 99 % liegt, achten Sie darauf, dass er beim fertigen Produkt noch mindestens 60 % beträgt. In diesem Rezept liegt der Alkoholgehalt bei 75 %, mit 91 %-igem Isopropanol läge er noch bei 73 %. Dieses Desinfektionsmittel ist flüssiger als die Mischung mit Aloe-vera-Gel und eignet sich darum auch zum Sprühen (auch auf Papiertücher oder Flächen).

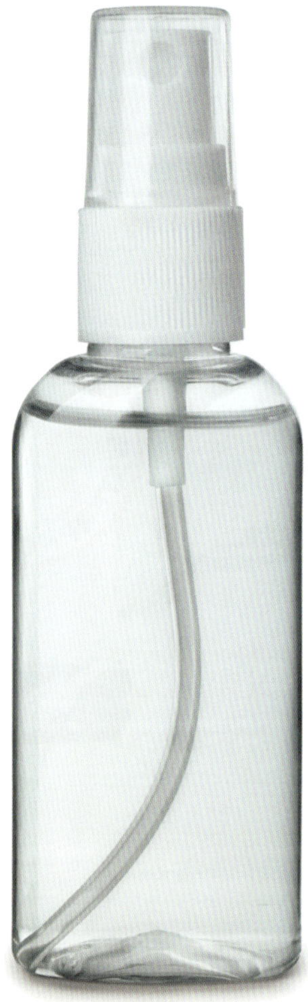

37 GEFÄHRLICHE MISCHUNGEN

Wer sich die verschiedenen Haushaltsreiniger im Putzmittelschrank anschaut, könnte auf die Idee kommen, aus ihnen einen Desinfektionsreiniger zusammenrühren zu können. Finger weg! Alkohol und Wasserstoffperoxid sind ein unbedenkliches Gespann, darum werden sie im obigen Rezept verwendet. Andere Mischungen können gefährlich werden. Reagieren Bleiche und Ammoniak miteinander, entsteht das toxische Gas Chloramin, das Schmerzen in der Brust, Atembeschwerden und Flüssigkeitsansammlungen in der Lunge verursachen kann. Essig und andere Säuren bilden bei Zugabe von Bleiche Chlorgas, das beim Einatmen tödlich sein kann, sowie Salzsäuredämpfe. Bleiche und Alkohol bilden Chloroform, das krebserregend wirkt und, wenn es oxidiert, in Salzsäuredampf und toxisches Phosgen umgewandelt wird. Bei der vermeintlich simplen Mischung aus Essig und Wasserstoffperoxid entsteht Peroxyessigsäure, die Augen und Atemwege stark reizt.

Das sind nur einige Beispiele, aus denen deutlich wird, dass man Reinigungsmittel nie mischen sollte. Das ist auch nicht nötig, denn vor den meisten Krankheitserregern kann man sich durch gewissenhafte Hygiene, Händewaschen und Reduzierung von Kontakten schützen.

38 DIE RICHTIGE ERSTE-HILFE-AUSSTATTUNG

Wer häufiger ein Pflaster oder eine Schmerztablette braucht, sollte alles Nötige immer im Haus haben. Das gehört in die Hausapotheke:

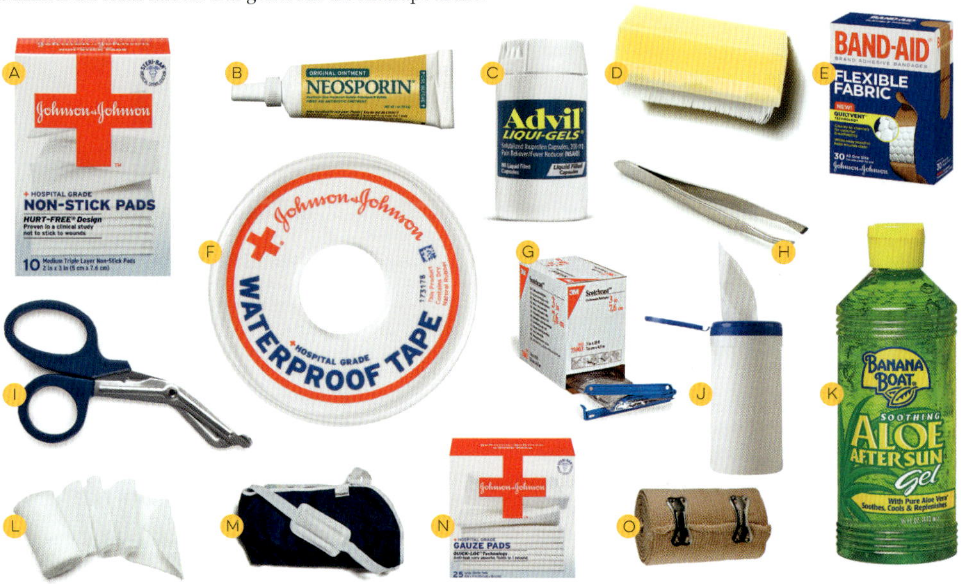

A. Nicht wundhaftende Kompressen
B. Antibakterielle Salbe
C. Entzündungshemmende Medikamente
D. Medizinische Handbürste
E. Wundpflaster in verschiedenen Formen
F. Medizinisches Klebeband
G. Material zum Schienen, aufblasbar oder starr (Holz/Kunststoff)
H. Pinzette
I. Erste-Hilfe-Schere
J. Desinfektionstücher
K. Aloe-vera-Gel
L. Gazebinden
M. Armschlinge
N. Sterile Kompressen
O. Elastische Binden

Wer über die entsprechenden Kenntnisse verfügt (z.B. als Rettungssanitäter), könnte sich eine umfangreichere Erste-Hilfe-Ausrüstung zulegen. Einige Firmen bieten Sanitätstaschen, die unter anderem die folgenden Dinge enthalten:

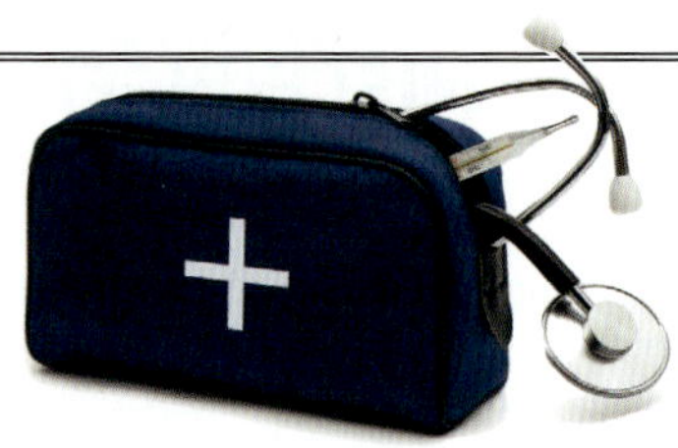

- Druckverband (auch mit gerinnungsfördernden Stoffen)
- CPR-Maske (Notfall-Beatmungsmaske)
- Kühl- und Wärmepads
- Kochsalzlösung (zum Auswaschen von Wunden)
- Adrenalinspritze (bei schweren allergischen Reaktionen)
- Stethoskop
- Einweghandschuhe (aus Nitril)
- Traubenzucker (für Notfälle mit Diabetikern)
- Aktivkohle (bei verschluckten Giftstoffen)
- Notfall-Aderpresse
- Medizinisches Handbuch (handlich, für Reise und Outdoor)
- Taschenlampe
- Blutdruckmanschette

39 IMPROVISIERTE ERSTE HILFE

Natürlich ist es ideal, im Notfall ein gutes Erste-Hilfe-Set zur Hand zu haben. Wenn das nicht der Fall ist, müssen Sie improvisieren. Hier finden Sie einige Tipps.

HEFTPFLASTER Kleinere Stücke kann man mit einer Schere in »Schmetterlingsform« schneiden, um klaffende Wunden (z. B. Schnitte) zusammenzuhalten. Die beiden Längsseiten zweimal einschneiden und den mittleren Teil nach innen falten, um eine nicht wundhaftende Auflage zu erhalten.

WUNDKOMPRESSEN Slipeinlagen und Damenbinden sind zwar nicht steril, im Notfall aber als Kompressen geeignet. Tampons sind etwas steriler und können quer auf eine Wunde gelegt werden. Mit sauberen Stoffstreifen, Klebeband oder Heftpflaster befestigen.

INSEKTENSTICHE Fleischzartmacher aus dem Gewürzregal enthält Enzyme, die Proteine aufspalten. Solche Proteine sind auch in Insektengift enthalten. Einfach mit etwas Wasser zu einer Paste anrühren und direkt auf den Stich oder Biss geben. Hilft nicht bei Klapperschlangenbissen, aber bei Stichen von Hornissen, Wespen, Skorpionen und Ameisen.

SCHIENEN Da es nur darum geht, ein Körperteil ruhig zu stellen, können Sie nehmen, was gerade da ist, beispielsweise ein Brett und Klebestreifen. Eine gute Polsterung auf der Innenseite stabilisiert und lindert die Schmerzen des Verletzten. Geeignet sind zerknülltes Zeitungs- oder Toilettenpapier, ein Kleidungsstück oder anderes weiches Material.

VERBRENNUNGEN Ein Aloe-vera-Blatt ausdrücken, das austretende Gel auf eine Brandwundenkompresse geben und auflegen.

DESINFEKTIONSMITTEL
Äußere Verletzungen können notfalls mit Alkohol desinfiziert werden. Es brennt und kann die Heilung verlangsamen, weil auch offen liegende Gewebezellen abgetötet werden. Das ist aber besser, als eine Infektion der Wunde zu riskieren, die später viel stärkere Schmerzen verursachen wird.

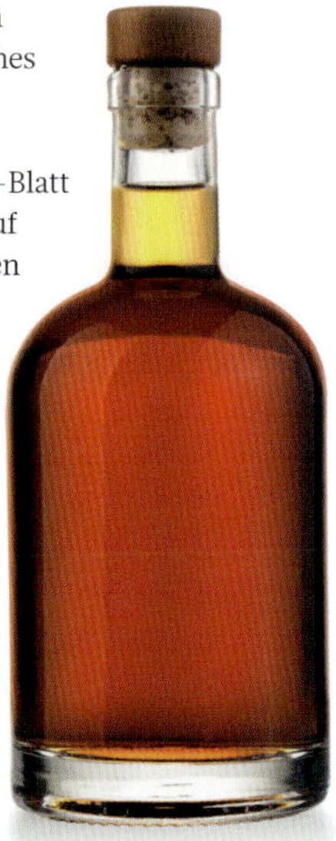

40 WISSEN AUFFRISCHEN

Wer im Notfall bei Verletzungen oder Herz-Kreislauf-Versagen helfen will, muss wissen, welche Materialien dafür nötig sind und wie sie richtig angewandt werden. Grundkenntnisse über Sofortmaßnahmen sollte wirklich jeder besitzen. Es schadet nicht, sich ein Buch anzuschaffen (und es auch zu lesen) oder alle paar Jahre sein Wissen aufzufrischen und einen Erste-Hilfe-Kurs zu besuchen. Manche Arbeitgeber fördern das, stelle ihre Mitarbeiter dafür frei und übernehmen die Kosten.

Das Rote Kreuz sowie die meisten Rettungsorganisationen bieten solche Kurse an. Wer noch mehr tun möchte, kann sich beim Roten Kreuz, beim Technischen Hilfswerk, bei der Feuerwehr, der DLRG (oder anderen) engagieren und sich dort zum ehrenamtlichen Rettungssanitäter ausbilden lassen.

41 VITALZEICHEN PRÜFEN

Die beiden wichtigsten Lebenszeichen eines Menschen sind die Atmung und der Herzschlag. Um die Atemzüge zu zählen, beobachten Sie entweder das Heben und Senken der Brust oder hören (mit oder ohne Stethoskop) die Atmung ab. 15 Sekunden lang mitzählen, dann das Ergebnis mit 4 multiplizieren (normal sind 12–20 Atemzüge pro Minute).

Der Puls lässt sich am besten am Handgelenk oder an der Halsschlagader ertasten. Zwei Finger auf die Innenseite des Handgelenks legen und 15 Sekunden lang die Schläge zählen, dann mit 4 multiplizieren (normal sind 60–100 Schläge). Am Hals den Kehlkopf (Adamsapfel) ertasten, von dort mit den Fingern seitwärts Richtung Kiefer fahren. Behutsam drücken und die Pulsschläge zählen.

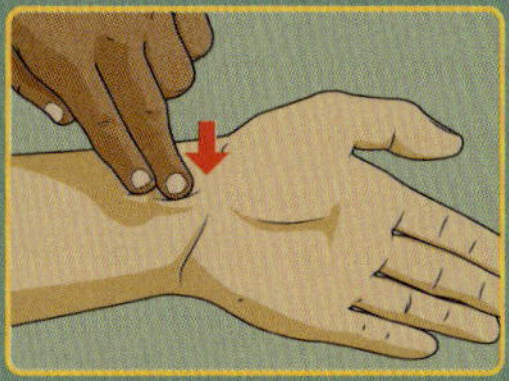

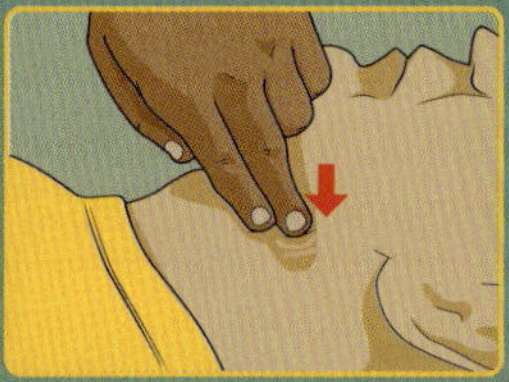

42 EINE ISOLIERSTATION EINRICHTEN

Wenn im Fall einer Epidemie die Aufnahme in ein Krankenhaus nicht nötig oder möglich ist, müssen Sie einen Patienten eventuell zu Hause isolieren. Die sicherste Lösung, um gesunde und kranke Menschen zu trennen, wäre ein Armeezelt im Garten, aber das lässt sich in den seltensten Fällen umsetzen. Es ist aber auch möglich, mit relativ einfachen Mitteln ein Isolierzimmer in der Wohnung einzurichten. Dort können erkrankte Haushaltsmitglieder versorgt werden, ohne dass die gesunden Mitbewohner einem hohen Ansteckungsrisiko ausgesetzt sind. In der Anfangszeit der COVID-19-Pandemie konnten manche Menschen Angehörige, denen es nicht gut ging und die wahrscheinlich ansteckend waren, nicht rechtzeitig ins Krankenhaus bringen. Natürlich ist es die beste Lösung, wenn sich ernstlich Erkrankte in ärztliche Obhut begeben. Wenn das nicht möglich ist, sollten Sie zu Hause Vorkehrungen treffen.

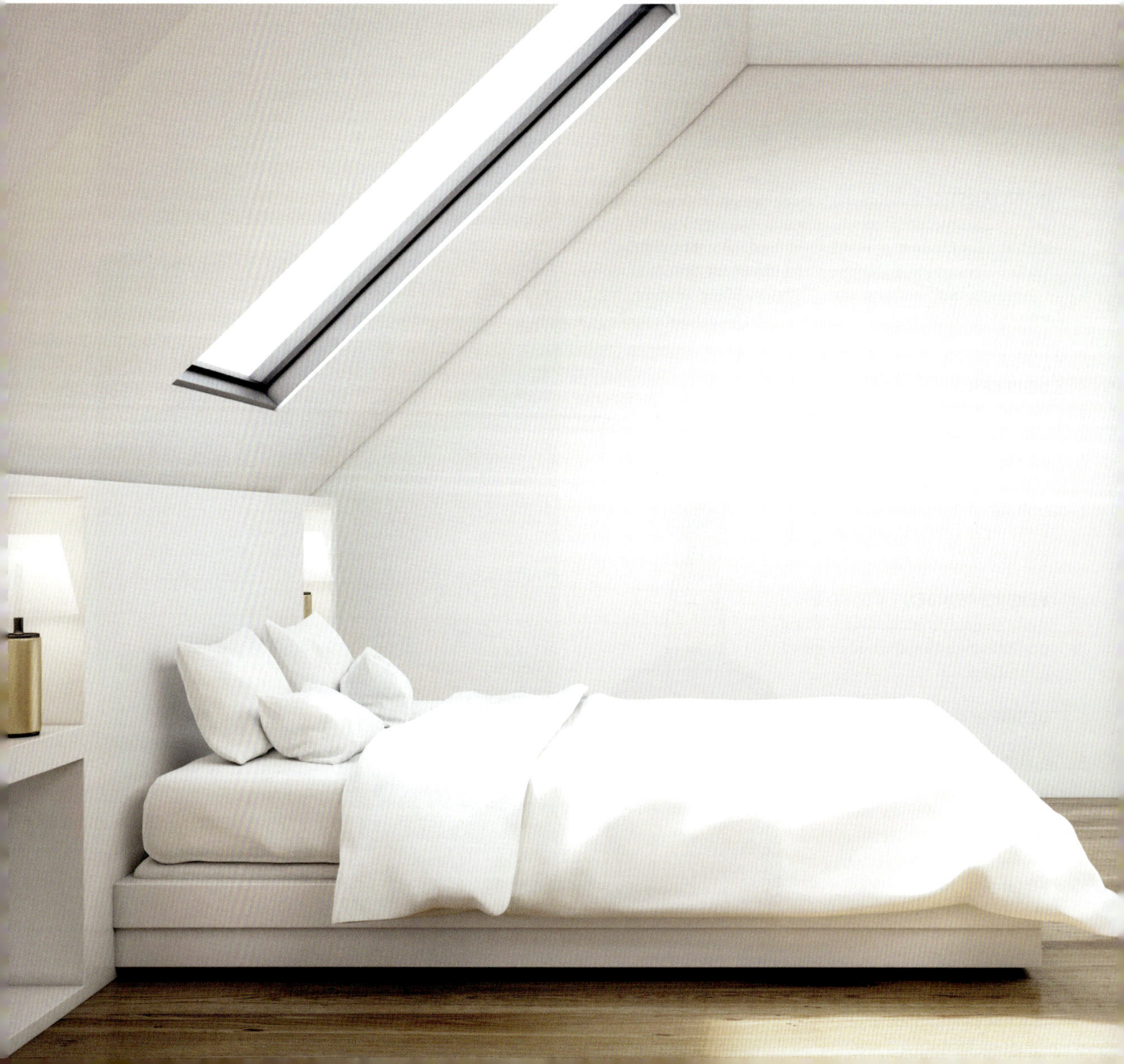

DER RAUM Ideal ist ein Gästezimmer mit eigenem Bad und Fenstern zur Belüftung, das etwas abseits vom hauptsächlich benutzten Teil der Wohnung liegt. Da nur wenige Wohnungen über einen solchen Raum verfügen, muss es irgendein Schlaf- oder Kinderzimmer mit einem Eimer als Toilette sein.

LÜFTUNG Wenn die Wohnung eine zentrale Lüftungs- oder Heizungsanlage hat, muss das Isolierzimmer abgedichtet werden. Alle Lüftungsöffnungen in Boden und Wänden sorgfältig mit Plastikfolie und Klebeband verschließen. Bakterien und Viren aus der Luft des Isolierzimmers dürfen auf keinen Fall in die restliche Wohnung oder gar in Nachbarwohnungen gelangen.

SCHUTZKLEIDUNG Um den Patienten im Isolierzimmer kümmert sich nur ein einziges gesundes Haushaltsmitglied. Vor dem Betreten des Raums Overall und Handschuhe anziehen, Maske und Schutzbrille anlegen. Empfehlenswert sind außerdem Überzieher für die Schuhe, die nur im Isolierzimmer getragen werden und ansonsten direkt vor der Tür bleiben. Falls nötig kann man in einen großen Müllsack Löcher für Kopf und Arme schneiden und ihn als Kittel verwenden. Er bietet Schutz vor Körperflüssigkeiten und sollte über den Overall gezogen werden (notfalls auch über die normale Kleidung). Der Patient sollte ebenfalls einen (einfachen) Mundschutz tragen, um die pflegende Person zu schützen.

DESINFIZIEREN Beim Verlassen des Raums die Schutzkleidung mit Desinfektionsmittel einsprühen, eine Minute warten, dann erst ausziehen. Vor der Tür des Isolierzimmers sollte ein Abfallbehälter mit Deckel stehen, in den alles geworfen wird, das durch Kontakt mit dem Patienten kontaminiert wurde. Sprühdesinfektionsmittel steht vor dem Raum griffbereit – für Abfalleimer, Türgriff und weitere möglicherweise kontaminierte Flächen.

STRIKTE ISOLATION Bringen Sie möglichst nichts aus dem Isolierzimmer in die restliche Wohnung. Verwenden Sie Einweggeschirr und -besteck, und werfen Sie es nach Gebrauch in einen Müllbeutel, der sich im Isolierzimmer befindet. Bettwäsche am besten mit Bleiche im Kochwaschgang waschen und im Krankenzimmer zum Trocknen aufhängen. Eine Plastikplane zwischen Matratze und Laken verhindert, dass Blut, Erbrochenes und andere Körperflüssigkeiten in die Matratze eindringen. Das Isolierzimmer täglich reinigen, alle Flächen mit Desinfektionsmittel abwischen.

ALARM! In direkter Reichweite des Patienten sollte sich etwas befinden, mit dem er bei Bedarf Lärm machen und so Hilfe rufen kann: eine Glocke, eine Rassel, eine Fahrradhupe o. Ä.

43 TOILETTE FÜR DAS ISOLIERZIMMER

Wenn zum Isolierzimmer kein eigenes Bad gehört, müssen Sie eine andere Lösung finden, denn wenn der Patient den Raum verlässt, um auf die Toilette zu gehen, erhöht sich das Ansteckungsrisiko für alle anderen Mitbewohner. Für einen kürzeren Zeitraum genügt ein Toiletteneimer.

Sie brauchen

- Stabile Müllbeutel aus Plastik
- 1 Sack Katzenstreu
- Toilettenpapier
- Klebeband
- Permanentmarker
- Einweghandschuhe
- Händedesinfektion
- 20-Liter-Eimer (z. B. von Farbe)

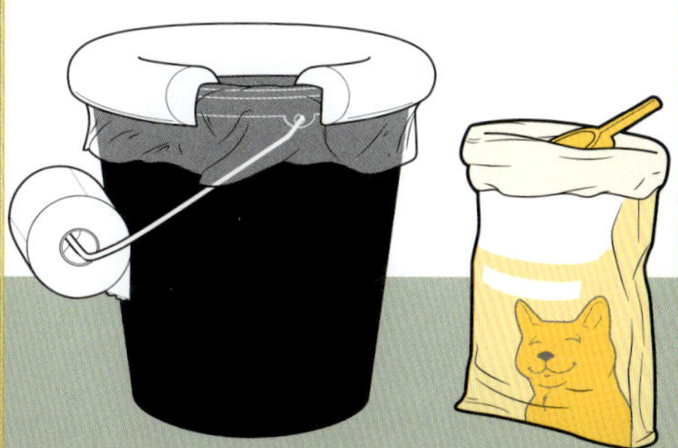

Dieses Zimmerklo ist nicht schick, aber im Notfall sehr praktisch. Wenn Sie einen Farbeimer mit Deckel verwenden, können Sie das gesamte Zubehör darin aufbewahren. Für den Sitzkomfort können Sie ein Stück Rohrisolierung auf den Eimerrand stecken. Alternativ eignet sich eine mobile Komposttoilette für Camping und Schrebergarten.

Zuerst zwei Müllbeutel ineinanderstecken und in den Eimer hängen. Den Sitz oder die Rohrisolierung anbringen. Etwas Katzenstreu in den Eimer füllen. Die Toilettenrolle können Sie an den Griff des Eimers hängen. Nach jeder Benutzung wieder etwas Katzenstreu in den Eimer geben und den Deckel schließen. Wenn der Eimer halb voll ist, zuerst den inneren Beutel zuknoten, dann den äußeren, danach die Knoten fest mit Klebeband umwickeln. Mit dem Marker »menschliche Exkremente« auf den Beutel schreiben. Die Beutel an einem schattigen Platz lagern, an dem sie nicht stören. Über die korrekte Entsorgung erkundigen Sie sich bei Ihrem lokalen Entsorgungsunternehmen.

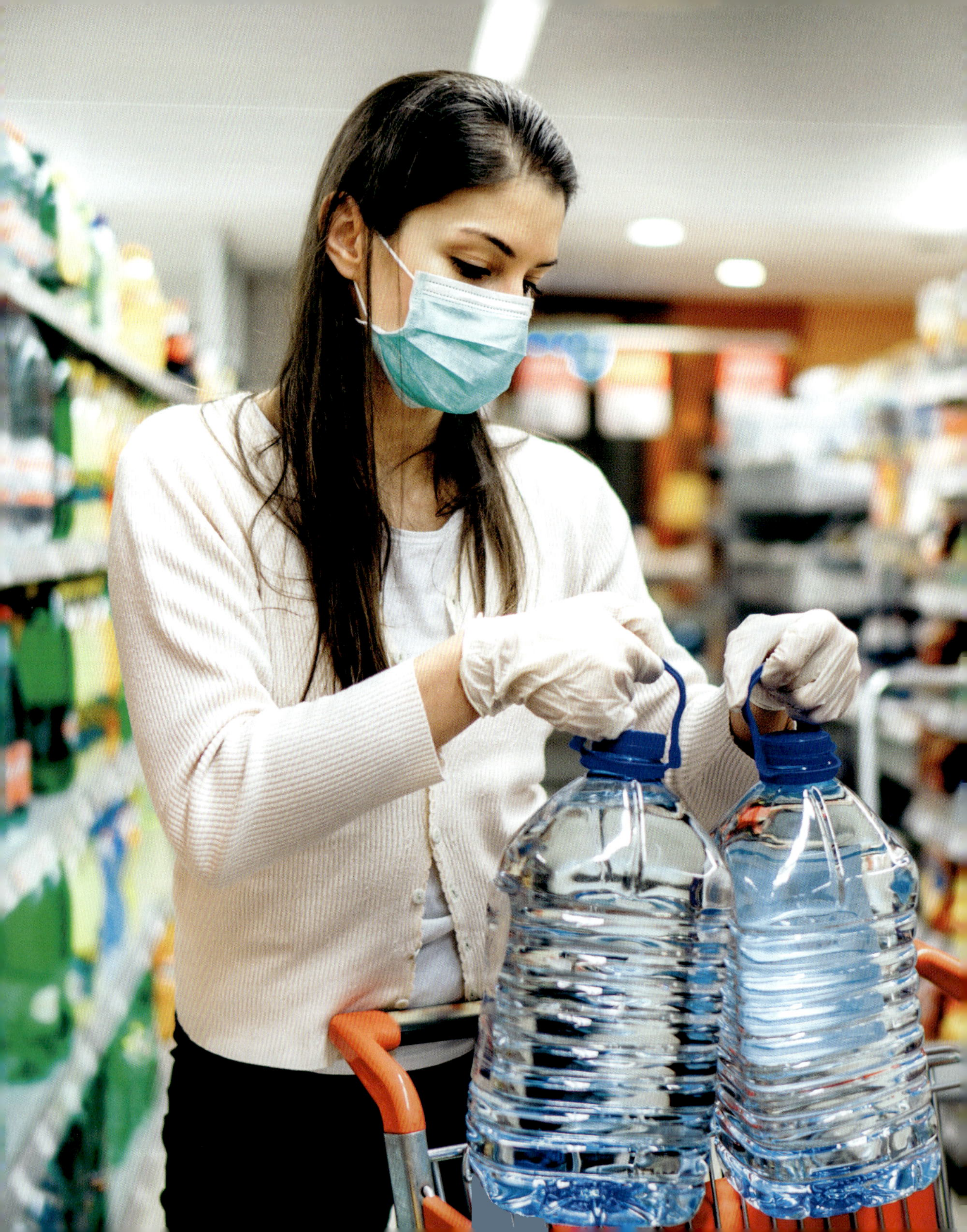

VORRÄTE

CLEVER EINKAUFEN UND HAMSTERKÄUFE VERMEIDEN

Mit diesem Kapitel wenden wir uns an alle Leser, die sich noch nie damit beschäftigt haben, Reserven für den Notfall anzulegen. Ein guter Vorrat von haltbaren Lebensmitteln ist eine Lebensversicherung zum Aufessen.

Als im März 2020 aufgeregte Kunden sämtliche Supermarktbestände an Desinfektionsmitteln und Toilettenpapier aufgekauft haben, konnten gut vorbereitete Menschen gelassen bleiben. Ihnen war schon immer klar, dass zur Vorratshaltung nicht nur Lebensmittel gehören.

CLEVER EINKAUFEN Die Supermarktregale sind leer, aber Sie haben noch eine Kiste eingelegte Schweinsfüße im Glas ergattert. Na toll! Wir finden es klüger, sich im normalen Alltag überlegt zu bevorraten. Dann sind spätere Panikkäufe unnötig.

WASSER BEVORRATEN Wir brauchen es jeden Tag: zum Trinken, zum Kochen, für die Hygiene. Es schadet nicht, einen Vorrat zu haben und sich auch zu überlegen, wie mehr Wasser zu beschaffen wäre. Sie fragen sich, warum Wasser in einer Pandemie knapp werden könnte? Vielleicht wird es das nicht, aber wenn Schäden am Versorgungsnetz auftreten, dauert die Reparatur länger. Und ein Wasservorrat wird nicht schnell schlecht.

IMPROVISIEREN Schwierige Zeiten können auch eine Herausforderung sein, an der wir wachsen. Wenn die Dinge, die man gerne hätte, nicht zu bekommen sind, muss man manchmal eben mit dem improvisieren, was man im Haus hat.

44 CLEVER EINKAUFEN

Wenn Sie zehn Survivalexperten fragen, bekommen Sie mindestens zehn verschiedene Meinungen über die optimale Vorratsliste, denn es kommt darauf an, um welche Art Notfall es sich handelt – Pandemie, Wirtschaftskrise, Apokalypse? Wie viele Personen müssen versorgt werden und was mögen Sie gern? Bier und Käsebällchen genügen nicht (obwohl letztere prima als Grillanzünder taugen), aber Sie möchten auch nicht wochenlang Knäckebrot und Tofu kauen. Kriterien für den Vorratsplan sind Haltbarkeit, Nährstoffgehalt und Geschmack. In diesem Kapitel haben wir einige Regeln und Tipps zusammengestellt.

Erledigen Sie den ersten Einkauf am besten in einem Großmarkt, wo man Großpackungen zu günstigen Preisen bekommt. Hier sollten die Basics in ordentlichen Mengen besorgt werden. Was dann noch fehlt, bekommen Sie in kleineren Geschäften oder online.

Manche Leute verfallen in Aktionismus und meinen, Sie müssten alle Vorräte sofort beschaffen. Sinnvoller ist es jedoch, den Bestand nach und nach aufzubauen und die Zusammenstellung zu perfektionieren. So können Sie Sonderangebote nutzen und zwischendurch feststellen, was unbedingt noch fehlt.

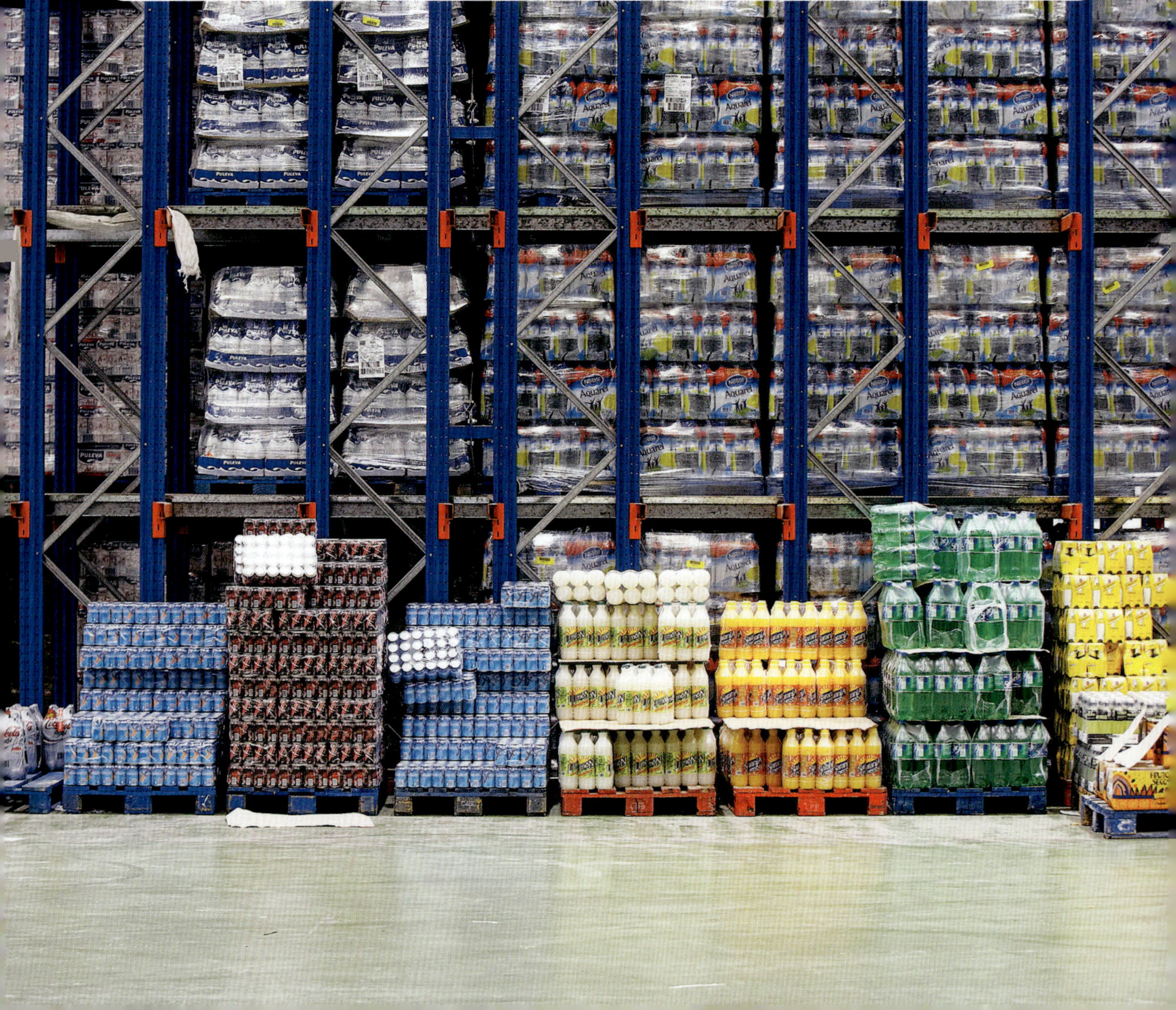

45 ZUERST DIE BASICS

An der Frage, was unbedingt notwendig und was »schön, wenn ich's habe« ist, scheiden sich die Geister. Die folgenden Grundnahrungsmittel sind aber über jede Diskussion erhaben.

SALZ Man braucht es zum Würzen und um Fleisch zu konservieren. Es ist fast unbegrenzt haltbar. Jodsalz ist wichtig für die Gesundheit der Schilddrüse. Zur Herstellung von milchsaurem Gemüse (z. B. Sauerkraut) brauchen Sie Salz ohne Jod.

BACKPULVER (Natron) Man kann es nicht nur zum Backen gebrauchen, sondern auch als Putz- und Scheuermittel. Es neutralisiert auch unangenehme Gerüche.

FETTE UND ÖLE Pflanzliches Frittierfett ist relativ lange haltbar. Olivenöl schmeckt gut und ist gesund, verdirbt aber schneller – also besser kleinere Flaschen kaufen und nach Bedarf öffnen. Kokosöl ist unser Favorit.

ZUCKER UND ANDERE SÜSSUNGSMITTEL Weißer Zucker ist in der richtigen Verpackung lange haltbar. Honig und Rübensirup kann man zum Kochen gebrauchen, aber auch für Frühstückscerealien.

REIS Für große Teile der Weltbevölkerung ein Grundnahrungsmittel. Reisgerichte mit Bohnen sind ausgesprochen nährstoffreich.

ERBSEN UND BOHNEN Getrocknete Erbsen und Bohnen sind bis zu 30 Jahre haltbar. Sie sind ernorm nährstoffreich und schmecken, wenn sie richtig zubereitet werden, gut.

VITAMINE Selbst bei einer gut gefüllten Vorratskammer kann es auf längere Sicht zu Mangelerscheinungen kommen. Dem lässt sich mit einem guten Multivitamin-Mineralstoff-Präparat vorbeugen.

KONSERVEN Legen Sie sich eine gute Auswahl an Obst- und Gemüsekonserven zu – was immer Sie und Ihre Familie gern mögen. Wenn Sie sich länger aus dem Vorrat ernähren müssen, stellt viel Abwechslung eine ausgewogene Nährstoffversorgung sicher und vermeidet Überdruss.

KAFFEE UND/ODER TEE Man kann darüber streiten, ob dies Lebensmittel oder Luxusartikel sind, aber viele Menschen brauchen einfach morgens eine Dosis Koffein. Selbst wenn Sie keinen Kaffee mögen, stellen Sie sich ruhig ein paar Pakete hin, denn man kann ihn prima als Tauschware gebrauchen.

TROCKENFRÜCHTE Sie sind relativ lange haltbar und obendrein wahre Nährstoffbomben. Eine Handvoll Rosinen versüßt morgens die Getreideflocken, und ein paar Trockenaprikosen sind ein guter Energiespender für unterwegs. Man kann sie auch selbst herstellen (siehe Nr. 178).

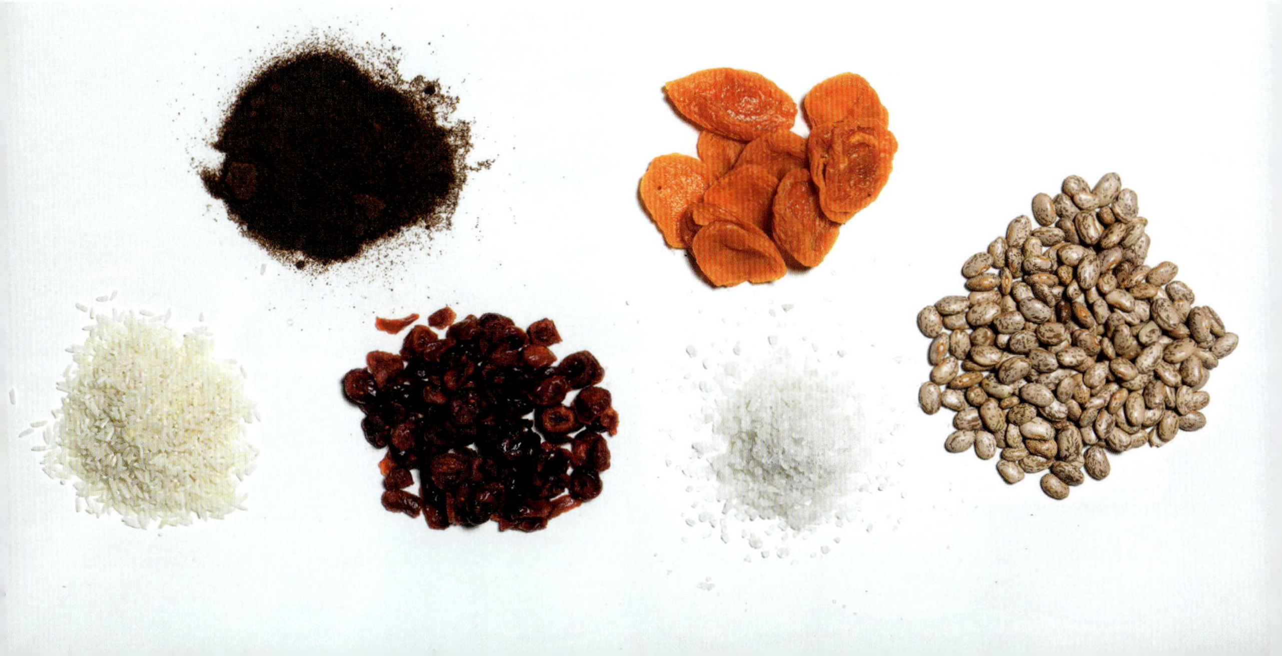

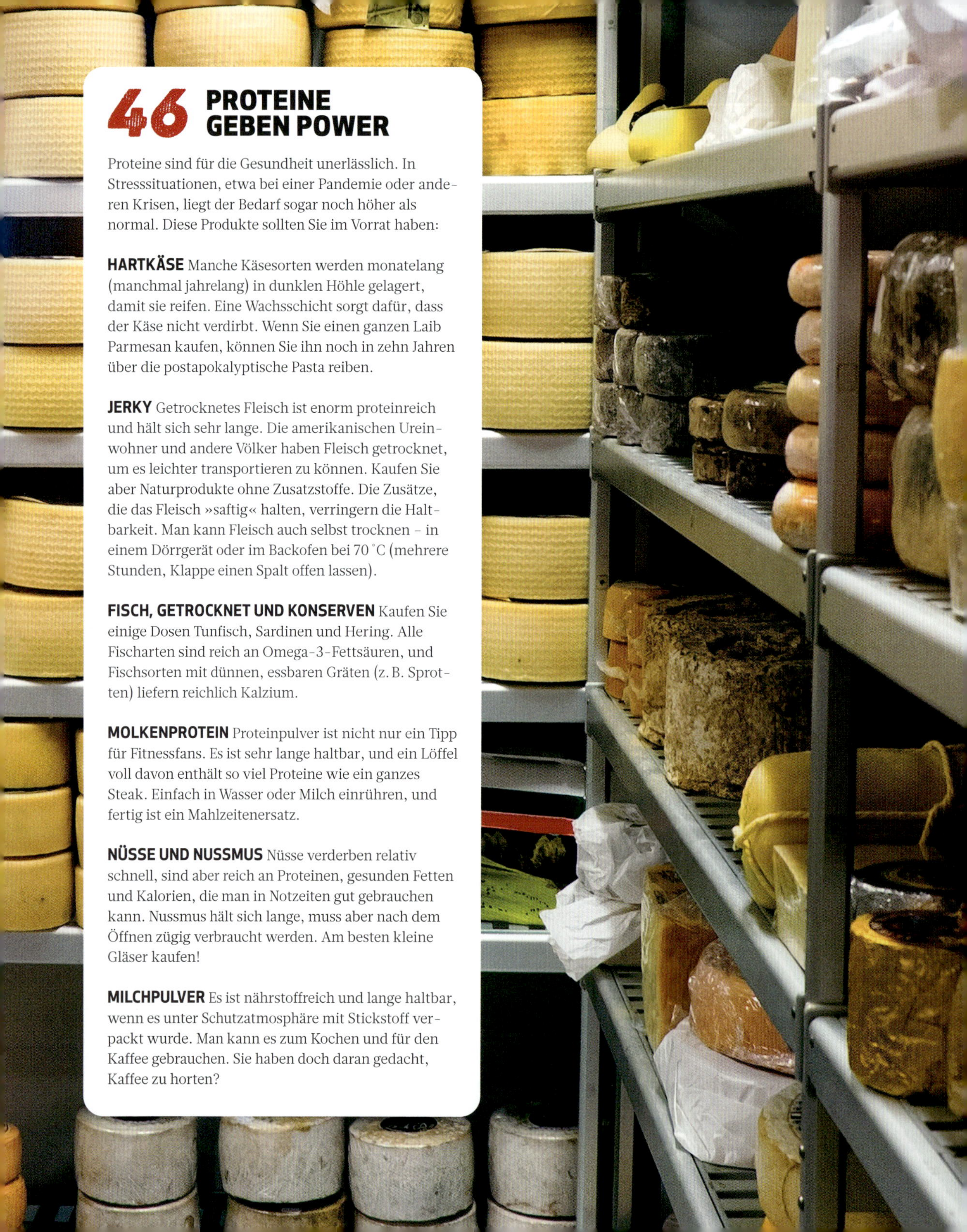

46 PROTEINE GEBEN POWER

Proteine sind für die Gesundheit unerlässlich. In Stresssituationen, etwa bei einer Pandemie oder anderen Krisen, liegt der Bedarf sogar noch höher als normal. Diese Produkte sollten Sie im Vorrat haben:

HARTKÄSE Manche Käsesorten werden monatelang (manchmal jahrelang) in dunklen Höhle gelagert, damit sie reifen. Eine Wachsschicht sorgt dafür, dass der Käse nicht verdirbt. Wenn Sie einen ganzen Laib Parmesan kaufen, können Sie ihn noch in zehn Jahren über die postapokalyptische Pasta reiben.

JERKY Getrocknetes Fleisch ist enorm proteinreich und hält sich sehr lange. Die amerikanischen Ureinwohner und andere Völker haben Fleisch getrocknet, um es leichter transportieren zu können. Kaufen Sie aber Naturprodukte ohne Zusatzstoffe. Die Zusätze, die das Fleisch »saftig« halten, verringern die Haltbarkeit. Man kann Fleisch auch selbst trocknen – in einem Dörrgerät oder im Backofen bei 70 °C (mehrere Stunden, Klappe einen Spalt offen lassen).

FISCH, GETROCKNET UND KONSERVEN Kaufen Sie einige Dosen Tunfisch, Sardinen und Hering. Alle Fischarten sind reich an Omega-3-Fettsäuren, und Fischsorten mit dünnen, essbaren Gräten (z. B. Sprotten) liefern reichlich Kalzium.

MOLKENPROTEIN Proteinpulver ist nicht nur ein Tipp für Fitnessfans. Es ist sehr lange haltbar, und ein Löffel voll davon enthält so viel Proteine wie ein ganzes Steak. Einfach in Wasser oder Milch einrühren, und fertig ist ein Mahlzeitenersatz.

NÜSSE UND NUSSMUS Nüsse verderben relativ schnell, sind aber reich an Proteinen, gesunden Fetten und Kalorien, die man in Notzeiten gut gebrauchen kann. Nussmus hält sich lange, muss aber nach dem Öffnen zügig verbraucht werden. Am besten kleine Gläser kaufen!

MILCHPULVER Es ist nährstoffreich und lange haltbar, wenn es unter Schutzatmosphäre mit Stickstoff verpackt wurde. Man kann es zum Kochen und für den Kaffee gebrauchen. Sie haben doch daran gedacht, Kaffee zu horten?

47 KOHLENHYDRATE – JA BITTE!

Dass Kohlenhydrate in Verruf geraten sind, ist eine Modeerscheinung. Seit jeher sind Kohlenhydrate ein wichtiger Energie- und Nährstoffspender, und sie sind ja auch lecker. Die Supermodel-Diät ist in Krisenzeiten nicht zu gebrauchen.

VOLLKORNWEIZENMEHL Vollkornmehl verdirbt zwar schneller als Weißmehl, enthält aber viel mehr Nährstoffe. Kühl und trocken lagern!

GETROCKNETER MAIS Schon die Azteken haben Mais getrocknet. Fein oder grob gemahlen eignet er sich für Polenta, Grießpudding, Tortillas oder zum Backen. Achtung bei ganzen Körnern: Popcornmais ist nur für Popcorn geeignet.

HAFERFLOCKEN Kernige oder zarte Haferflocken sind ein vielseitiges Grundnahrungsmittel mit vielen Nähr- und Ballaststoffen. Geeignet zum Frühstück, für Porridge aber auch zum Backen.

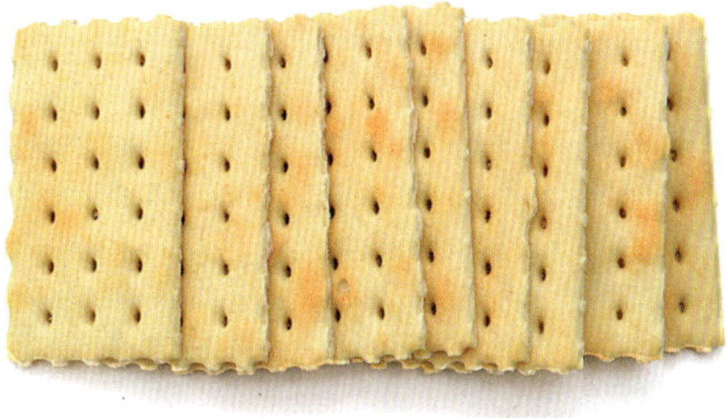

CRACKER Sie sind zwar nicht besonders nährstoffreich, aber lange haltbar, und man kann sie gut zwischendurch knabbern. Sie kommen bei Kindern gut an und bringen etwas Normalität in den Krisenalltag.

NUDELN Getrocknete Nudeln halten sich nahezu endlos, und es gibt auch Sorten aus Linsen oder Kichererbsen. Asiatische Nudeln wie Ramen oder Udon sowie Glasnudeln und Buchweizennudeln sorgen für etwas Abwechslung.

48 EIN BISSCHEN LUXUS

Sie müssen essen, um gesund zu bleiben, aber nur Molkenprotein und Tomaten aus der Dose drücken mit der Zeit auf die Stimmung. Wenn Sie länger als einige Tage aus dem Vorrat leben müssen, sollten Sie dafür sorgen, dass neben den Nährstoffen auch für kleine Freuden gesorgt ist.

KRÄUTER UND GEWÜRZE Mit einem Spritzer Tabasco oder einer Prise Oregano schmeckt fades Survival-Food gleich viel besser. Frische Kräuter können Sie im Garten ziehen. Tabasco und Sojasauce halten sich fast ewig, gemahlenen Zimt und Ingwer kann man für Desserts und Tee gebrauchen, und fertige Gewürzmischungen (»Italienische Kräuter«, »Chinagewürz«) werten gekochte Speisen auf.

DRESSINGS Fertigdressings verderben recht schnell, also kleine Flaschen kaufen und nur bei Bedarf öffnen. Aromatisierter Essig ist sehr lange haltbar und eignet sich für viele Gerichte.

SÜSSES Hochwertige Schokolade (Tropfen, Tafeln) hält sich recht lange, wenn sie kühl gelagert wird. Schokoladensirup und Kakaopulver können schwierige Zeiten versüßen.

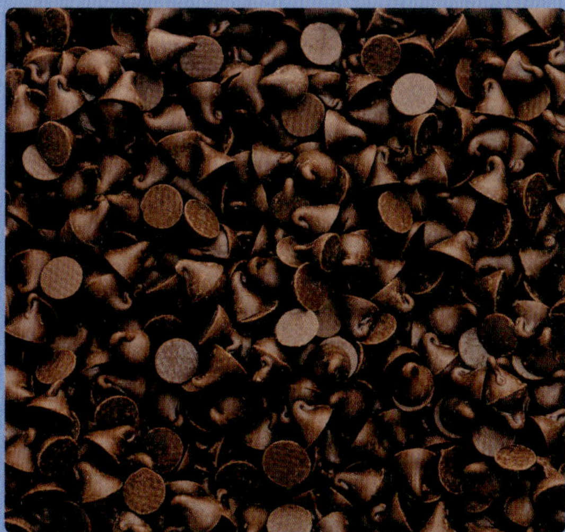

PERSÖNLICHE VORLIEBEN Wenn Sie beim Großeinkauf Tomaten, Mais, Bohnen und Pfirsiche in Dosen in den Wagen packen, legen Sie auch etwas dazu, das Ihnen gute Laune macht – selbst wenn Sie nach 45 Tagen im Bunker kurz vor dem Durchdrehen sind. Ein Glas gefüllte Oliven? Artischockenherzen? Weingummi? Erlaub ist, was immer nach Haferflocken und Bohnensuppe die Stimmung hebt.

49 RATIONELL RATIONIEREN

Lebensmittelrationierung: Das klingt unangenehm und ist auch so. In guten Zeiten brauchen wir Wasser, Lebensmittel und andere wichtige Güter nicht zu rationieren. In schwierigen Zeiten kann das aber eine sinnvolle Maßnahme sein. Der Duden definiert Ration als »[täglich] zugeteilte Menge an Lebensmitteln o. Ä. (besonders für Soldaten)«, aber man kann die Sache durchaus positiver sehen. Wer sich freiwillig für die Rationierung entscheidet, wählt einen gangbaren Mittelweg zwischen Planung und Selbstbeherrschung. Die Rationierung tut nicht so weh, wenn vor dem Krisenfall großzügige Vorräte angelegt wurden. Schwieriger ist sie, wenn man nicht viel aufzuteilen hat und entsprechend lange mit den Vorräten auskommen muss.

GUT PLANEN Die Planung ist gar nicht so schwierig. Es gibt zwei mögliche Herangehensweisen. Beim ersten Ansatz können Sie überlegen, wie lange Sie auskommen müssen und wie viel Sie haben. Teilen Sie Ihren Vorrat in Portionen auf und halten Sie die Portionsgröße konsequent ein. Zweitens können Sie zuerst betrachten, wie viel Sie verbrauchen (allein oder als Gruppe) und wie viel Sie haben. Berechnen Sie die Anzahl der Portionen, um herauszufinden, wie lange der Vorrat reicht. Auch in diesem Fall halten Sie die berechneten Größen ein.

KALORIEN ZÄHLEN Ignorieren Sie die vorgeschlagenen Portionsgrößen auf den Verpackungen. Wichtiger ist, wie viele Kalorien Sie benötigen. Wer die dritte Klasse erfolgreich abgeschlossen hat, schafft diese Berechnung leicht.

HART BLEIBEN Schwierig wird es, wenn Selbstbeherrschung gefragt ist. Wenn Ihr Kind oder Ihre Großmutter über Hunger klagt, müssen Sie Nein sagen können und bis zur nächsten Mahlzeit vertrösten. Das ist hart, kann aber durch eine Rationierung einfacher werden. Es ist für alle beruhigend zu wissen, dass für den vorgesehenen Zeitraum genug da ist – aber nur, wenn alle sich in die Rationierung fügen. Und in einer Notsituation, auf die Sie keinerlei Einfluss haben, beruhigt es auch, wenigstens die eigenen Vorräte unter Kontrolle zu haben.

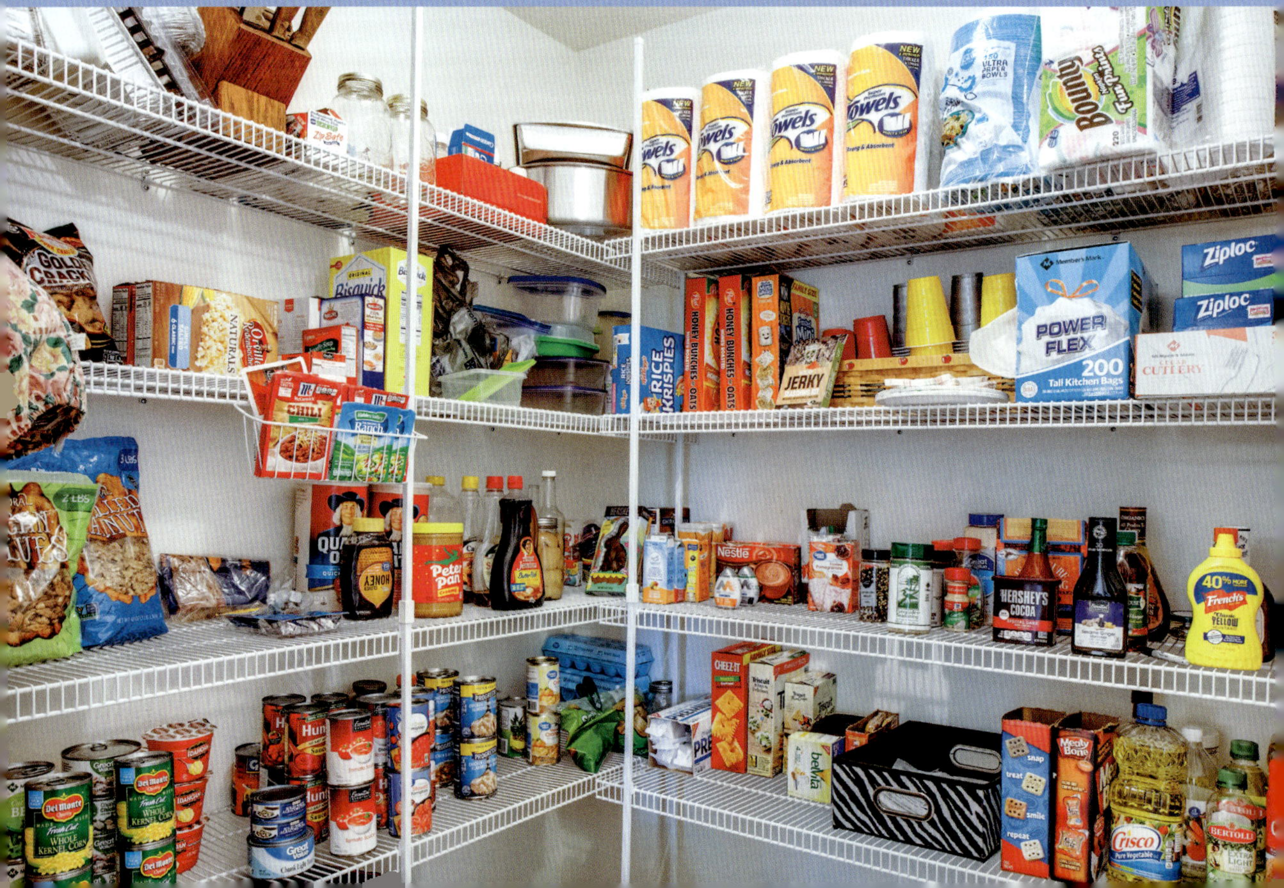

50 DER SPEISEPLAN

Nachdem Ihnen nun der Sinn des Rationierens klar ist, machen Sie eine Bestandsaufnahme der Vorräte, und stellen Sie einen Speiseplan für eine bestimmte Anzahl von Tagen zusammen. Das ist einfacher, wenn Sie die Speisen nicht an einzelnen Tagen festmachen. Noch leichter ist es, Lebensmittel dem Frühstück, Mittag- oder Abendessen zuzuordnen und dazu »frische« und lange haltbare zu kennzeichnen. Wenn Sie gern planen (oder Ihren Vorratsmengen misstrauen), können Sie mehr Kategorien festlegen und genau festlegen, was an welchem Tag verarbeitet wird. Das muss aber nicht sein.

Nehmen wir an, Sie wollen die Vorräte für die kommende Woche für eine Person rationieren. Sie haben ein halbes Paket Cornflakes, einen Liter Milch, ein halbes Paket Fertigporridge in Portionsbeuteln, ein paar Konserven und eine kleine Menge Fleisch und Gemüse im Kühlschrank. Die frischen Waren sollten zuerst verbraucht werden, damit sie nicht verderben. Also gibt es an den ersten vier Tagen Cornflakes mit Milch zum Frühstück. Sie können die Cornflakes portionieren und in kleinere Beutel umfüllen. Die ganze Menge halbieren, dann die Hälften nochmals halbieren – fertig sind vier Portionen. Wenn Cornflakes und Milch verbraucht sind, gibt es Fertigporridge zum Frühstück.

Kein zweites Frühstück, eins genügt. Fleisch und Gemüse aus dem Kühlschrank verarbeiten Sie am ersten Tag zu einem Eintopf. Eine Portion gibt es frisch, der Rest wird in Gefrierboxen gefüllt und in den Kühlschrank gestellt oder eingefroren. Den Eintopf können Sie zum Mittag oder Abendessen mit Konservengemüse abwandeln. Solange Sie insgesamt 14 Portionen für Mittag und Abend sowie sieben Frühstücksportionen haben, ist die Woche gesichert.

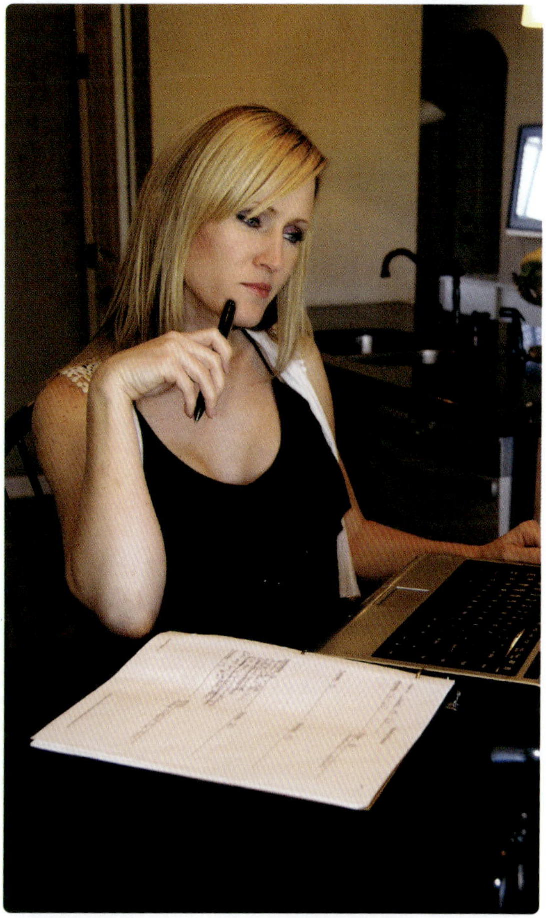

51 SCHLECHTE GEWOHNHEITEN ABLEGEN

Oh nein, nichts zu rauchen! Und das Bier geht zur Neige (oder was immer Sie sonst meinen, zum Leben zu brauchen). Die Gelegenheit ist günstig, schlechte Angewohnheiten über Bord zu werfen. Wenn Ihr Lieblingslaster nicht verfügbar ist, fällt der Entzug womöglich leichter, oder Sie können gleich das Rationieren üben. Teilen Sie den Restbestand in Tagesportionen auf. Tut weh? Ja, so ist das.

Tim hat sich vor acht Jahren das Koffein abgewöhnt. Das war hart, hat sich aber gelohnt. „Ich schlafe besser und wache morgens ausgeruht auf. Gebraucht habe ich das Koffein also nicht. Ich wünsche Ihnen, dass Sie auch etwas finden, das Sie nicht mehr brauchen. Ihr Leben wird einfacher und gesünder werden.«

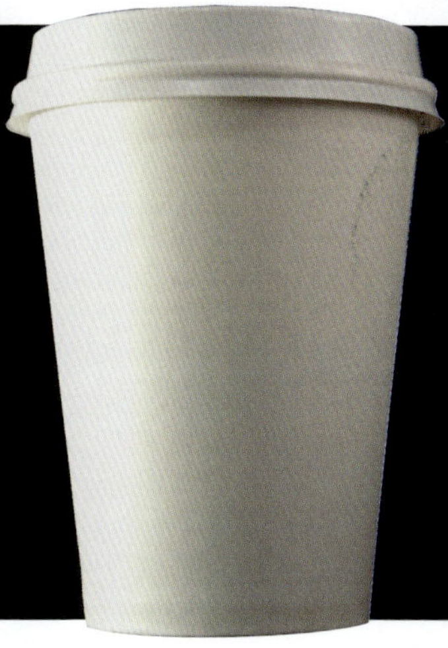

52 WIE VIEL WASSER BRAUCHEN SIE?

In vielen Survival-Büchern wird oft empfohlen, einen Wasservorrat für eine Woche vorzuhalten. Aber wie viel ist das? Die Zahlen in der Tabelle geben den Tagesbedarf für verschiedene Personengruppen an. Um den Bedarf für zwei Wochen zu berechnen, müssen sie also mit 14 multipliziert werden.

GRAD DER AKTIVITÄT	ÜBERLEBENSBEDARF	GERINGE AKTIVITÄT	TROCKENES KLIMA, HOHE AKTIVITÄT
ERWACHSENER, KRANK, VERLETZT ODER MIT VERBRENNUNGEN	8 l	11 l	19 l
DURCHSCHNITTLICHER ERWACHSENER	4 l	6 l	11 l
KINDER & SENIOREN	3 l	4 l	8 l
SÄUGLINGE & KLEINKINDER	2 l	4 l	8 l

53 BEHÄLTER FÜLLEN!

Sauberes Wasser ist überlebenswichtig, vor allem, wenn Erreger einer Pandemie durch Wasser übertragen werden und das Leitungswasser möglicherweise kontaminiert ist.

GROSSE FLASCHEN Glasflaschen von Wein oder Saft sind recht praktisch für Haushaltsmengen, zerbrechen aber leicht. Getränkeflaschen aus Kunststoff können undicht werden oder von Mäusen und Ratten durchgenagt werden. Plastikflaschen von Milch und Saft bitte nicht weiterverwenden: Sie lassen sich schlecht sterilisieren, folglich können sich Bakterien ausbreiten.

MINERALWASSERFLASCHEN Diese können Sie bedenkenlos nutzen, wenn sie die Aufschrift HDPE (High-Density Polyethylene) und das Recyclingsymbol tragen. HDPE-Behälter sind für Lebensmittel und Wasser zugelassen.

WATERBOB Diese Notfallbehälter fassen 100–400 Liter. Man legt sie in die Badewanne und kann sie mit dem Wasserhahn in 20 Minuten füllen. Praktisch, wenn Sie rechtzeitig gewarnt sind, z. B. vor einem Hurrikan.

WASSERKANISTER 20-Liter-Kanister sind noch tragbar. Am besten Werksabfüllungen kaufen, dann können Sie sicher sein, dass der Inhalt mindestens ein Jahr trinkbar bleibt.

WASSERTONNEN Eine Tonne mit einem Fassungsvermögen von 200 Litern kann den Bedarf von einer Woche oder mehr decken. Volle Tonnen sind jedoch kaum zu transportieren. Für Trinkwasser nur Tonnen aus Kunststoff in Lebensmittelqualität verwenden. Andere Kunststoffe können mit dem Wasser reagieren.

54 WASSER NICHT NUR AUS DEM HAHN

Wasserknappheit ist während einer Pandemie allgemein nicht zu befürchten. Falls aber Schäden am Versorgungsnetz auftreten, kann sich die Reparatur deutlich verzögern. Spätestens wenn bei Ihnen kein Wasser mehr aus dem Hahn kommt, müssen Sie sich etwas einfallen lassen. In jedem normalen Wohnhaus versteckt sich eine Menge Wasser, man muss es nur zu finden wissen. Falls Erreger einer Pandemie durch Wasser übertragen werden, unbedingt abkochen!

DIE ROHRE Durch jedes Haus verlaufen Rohre, und alle sind voll Wasser. Öffnen Sie zuerst den höchstgelegenen Wasserhahn im Haus, dann den tiefsten. Das Wasser in sauberen Behältern auffangen.

DIE WARMWASSERBEREITUNG Der Warmwasserbereiter der Heizungsanlage hält je nach Modell zwischen 150 und 300 Litern Wasser bereit. Sie brauchen nur das Ablassventil aufzudrehen, um das Wasser aufzufangen. Zügig verbrauchen, denn im Warmwasserbehälter können sich Bakterien ansiedeln. Einen elektrischen Warmwasserbereiter ausschalten (am besten den Stecker ziehen), denn er überhitzt, wenn er trocken läuft.

DER SPÜLKASTEN Zur Klarstellung: Wir reden über den Wasserkasten, nicht das Toilettenbecken. Im Spülkasten befinden sich je nach Modell 5 bis 8 Liter makellos sauberes Wasser.

DAS AQUARIUM In der Not muss das Wasser aus dem Aquarium, dem Koi-Teich oder dem Springbrunnen herhalten. Um das Wasser zu trinken, muss es mit Chemikalien behandelt oder 10 Minuten gekocht werden.

DIE DACHRINNEN Ein kurzer Regenschauer genügt, um viele Liter Wasser aufzufangen. Bringen Sie an den Fallrohren der Dachrinnen Regentonnen oder andere geräumige Behälter an. Filtern und abkochen!

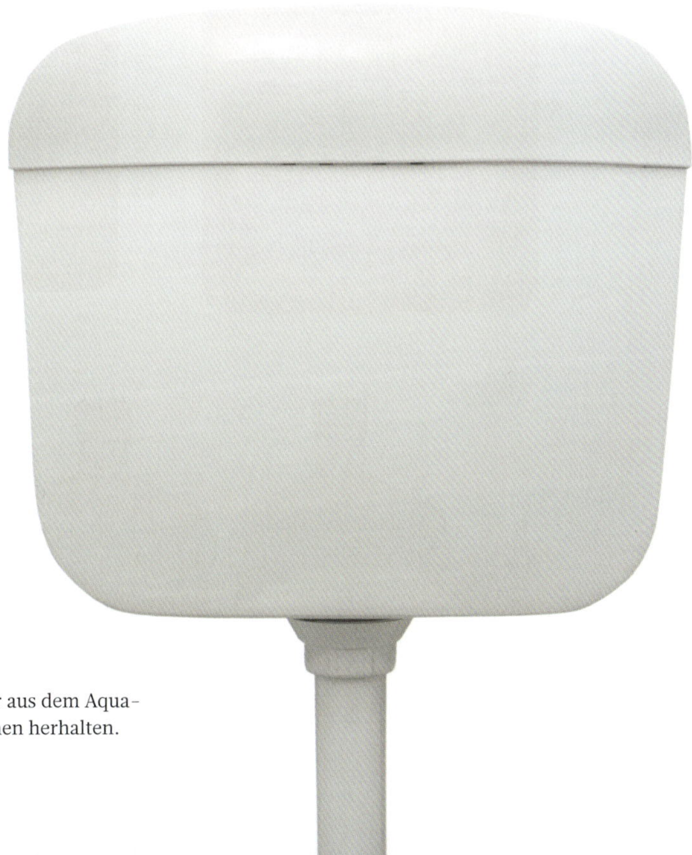

55 EIN POOL VOLL

Ein Schwimmbecken oder Outdoor-Whirlpool fasst eine Menge Wasser! Es muss aber zuerst desinfiziert werden, weil sich in offenem Wasser Algen und Bakterien ansiedeln können. Gechlortes Wasser kann man theoretisch trinken, denn die UV-Strahlen, mit denen Wasser in Flaschen keimfrei gemacht wird, bauen auch das Chlor ab. Vor dem Genuss unbedingt testen, denn Chlor ist eine starke Chemikalie. Der Chlorgehalt eines normal gepflegten Pools liegt bei 3–5 ppm (Parts per Million). Bei einem Chlorgehalt von 4 ppm oder weniger gilt Wasser als trinkbar. Teststreifen kosten wenig und sind im Fachhandel zu bekommen. Sie sollten einige im Haus haben, um das Wasser auf Trinkbarkeit zu prüfen.

56 WENN ALLE STRICKE REISSEN

Selbst wer sehr gut vorbereitet ist, muss möglichweise improvisieren, um mit seinen Lebensmittel- und Wasservorräten auszukommen, wenn eine Krisensituation länger als erwartet andauert.

VOREREITET

WASSER

- Versiegelte Flaschen für den Notfall (5 Jahre haltbar)
- 25-Liter-Kanister (alle 6 Monate rotieren und sterilisieren)
- Gefüllte, wiederverwendbare Wasserflaschen (alle 6 Monate rotieren und sterilisieren)
- Behälter mit Kokoswasser oder isotonischen Getränken (jährlich oder nach MHD rotieren)

LEBENSMITTEL

- Feldrationen (ursprünglich für kämpfende Soldaten, 3–5 Jahre haltbar)
- Konserven (1–2 Jahre haltbar) und gefriergetrocknete Lebensmittel (20–30 Jahre haltbar)
- Energieriegel und Trockenfleisch jährlich oder nach MHD rotieren)
- Notfall-Einmannpackungen (jährlich rotieren)

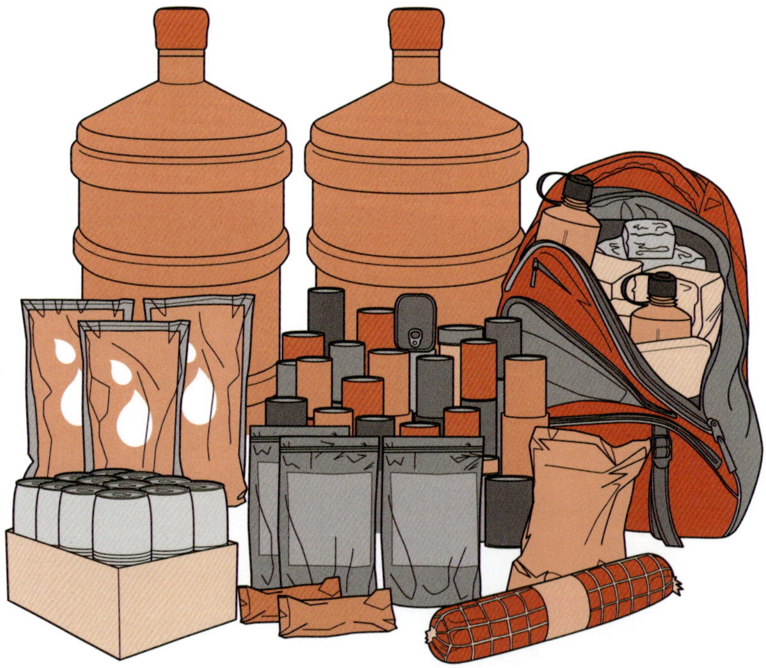

Wenn Sie nicht rechtzeitig ausreichend Lebensmittel- und Wasservorräte anlegen konnten oder aufgrund der Situation keinen Zugriff darauf haben, ist noch nicht alles verloren. Hier finden Sie Tipps zum Improvisieren.

IMPROVISIERT

LEBENSMITTEL

- Alles noch Vorhandene sorgfältig rationieren, bis Hilfe eintrifft
- Alles, was man in noch geöffneten Geschäften kaufen kann
- Alles Obst und Gemüse, das gerade im Garten reif ist

WASSER

- Eis aus dem Tiefkühler schmelzen
- Aus dem Warmwasserbereiter
- Badewanne nach Krisenbeginn füllen (sofern der Wasserdruck ausreicht)
- Aus Regen und Schnee (filtern und sterilisieren)

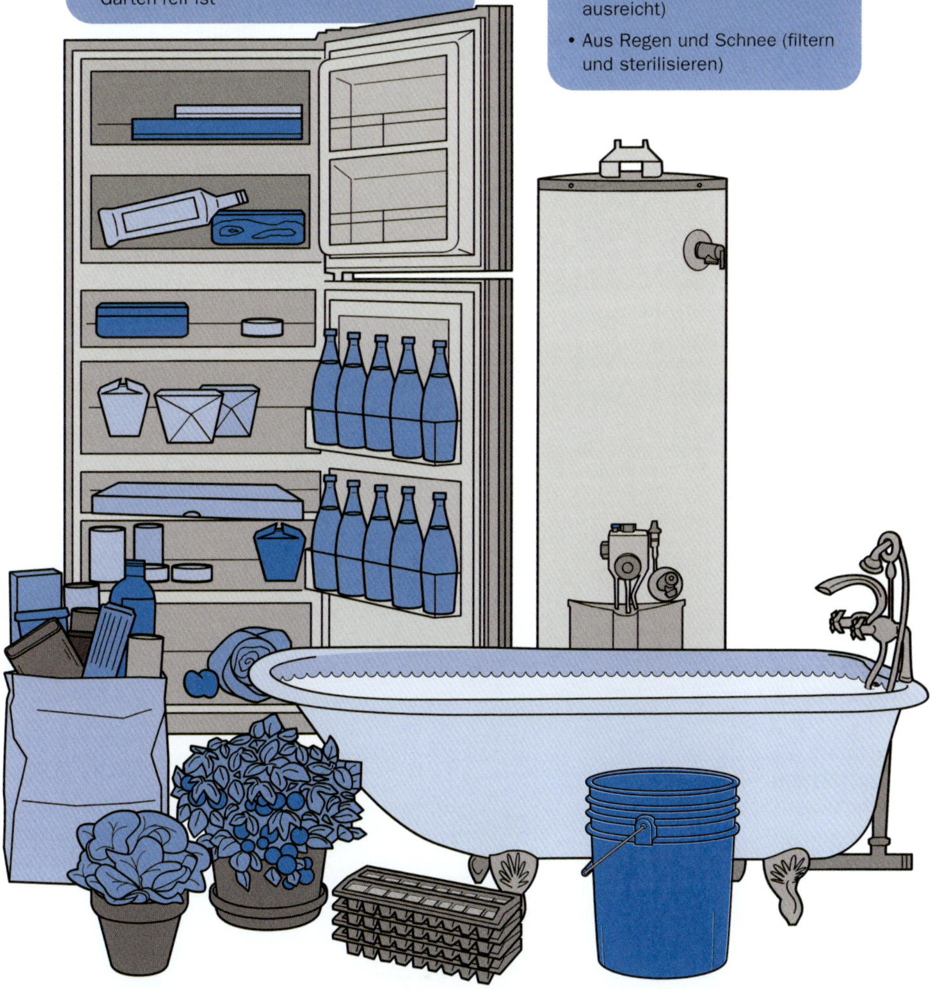

57 WOHIN MIT DEN VORRÄTEN?

Damit Ihre Vorräte möglichst lange halten, müssen sie richtig gelagert werden. Das sollten Sie beachten:

DUNKEL Die Lebensdauer vieler Lebensmittel verkürzt sich deutlich unter Lichteinwirkung.

KÜHL Die Temperatur in Ihrem Vorratsraum sollte niedrig sein und möglichst wenig schwanken.

TROCKEN Bei Feuchtigkeit können sich auf gelagerten Lebensmitteln leicht Bakterien und Schimmelpilze ansiedeln. Vorräte in dicht schließende Behälter verpacken und in einem trockenen Raum lagern.

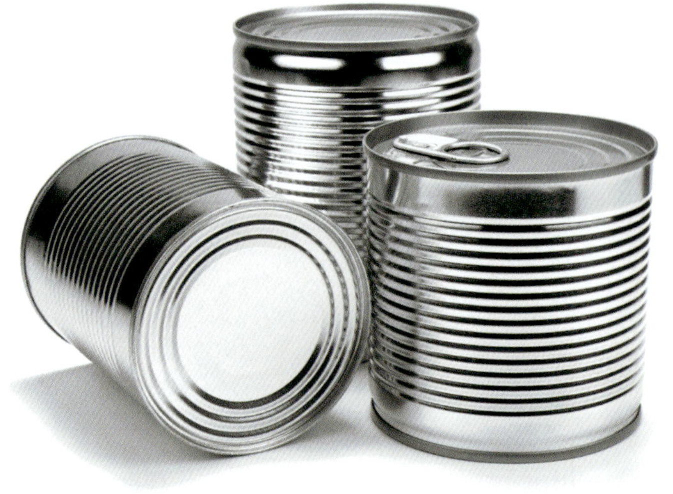

58 VERPFLEGUNG FÜR DEN NOTFALL

Vorräte für den Notfall sollten möglichst jahrelang haltbar sein. Hier finden Sie einen Überblick.

LEBENSMITTEL	VORTEIL	NACHTEIL	HINWEIS
GEFRIERGETROCKNET	sehr lange Haltbarkeit ohne Kühlung	Für die Zubereitung ist Wasser erforderlich.	erste Wahl hinsichtlich Geschmack
KONSERVEN	preisgünstig	sperrig/schwer	problematisch bei Temperaturen unter Null und hoher Luftfeuchtigkeit (Rostgefahr)
EINMANNPACKUNG	in Portionsgrößen abgepackt	vergleichsweise teuer	Schmeckt auf Dauer fad.
TROCKENE LEBENSMITTEL (Weizen, Reis, Mais, Zucker, Bohnenkerne, Hafer, Nudeln, Kartoffelpüreeflocken, Magermilchpulver)	lange Haltbarkeit ohne Kühlung	Für eine Mahlzeit sind weitere Zutaten notwendig.	für Krisen von kurzer Dauer nicht unbedingt sinnvoll
RIEGELWARE/JERKY	gut für unterwegs, einfach zu essen (ohne Besteck und Zubereitung)	kurze Haltbarkeit	kein befriedigender Ersatz für eine gekochte Mahlzeit

59 KOFFEIN ZUR HAND HABEN

Wenn Sie sich das Kaffeetrinken nicht abgewöhnen wollen (siehe Nr. 54), sollten Sie Koffein im Notvorrat haben, denn nicht immer ist es möglich, Kaffee oder Tee zu kochen. Es gibt koffeinhaltige Kaugummis, (Schoko-)Bonbons und Tabletten, die man auch im Fluchtrucksack bei sich tragen kann. Kaugummi hat den Vorteil, dass es den Hunger etwas unterdrückt. Das kann von Vorteil sein, wenn Sie die Lebensmittelvorräte rationieren müssen.

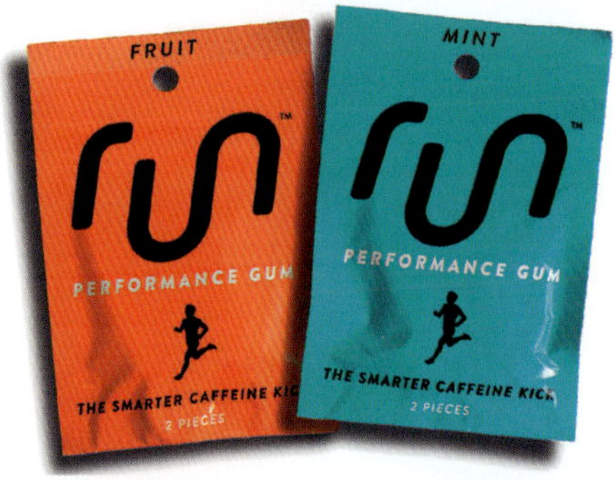

60 PROBELAUF DURCHFÜHREN

Um sicher zu sein, dass die Notvorräte und der Speiseplan für Ihre Familie funktionieren, gibt es nur eine Möglichkeit: ausprobieren. Ein guter Zeitpunkt dafür ist ein langes Wochenende, kurz bevor weniger lange haltbare Produkte ohnehin getauscht werden müssen. Allen Haushaltsmitgliedern muss klar sein, dass sie nichts außer Haus kaufen oder essen dürfen. Solche Mogeleien führen nur zu falschen Vorstellungen darüber, wie lange die Vorräte reichen. Hinzu kommt, dass Kinder sich in Belastungssituationen weigern können, unbekannte oder ungeliebte Dinge zu essen. Gut zu wissen, womit Sie im Ernstfall rechnen müssen.

STEP 1 Besprechen Sie den Plan mit den Haushaltsmitgliedern, damit alle eingeweiht sind.

STEP 2 Legen Sie einen Termin fest, am besten erst in einigen Monaten, und verraten Sie ihn niemandem.

STEP 3 Ist der Termin da, teilen Sie mit, dass ein »Notfall« eingetreten ist und Sie mit den Lebensmittel- und Wasservorräten 5-7 Tage auskommen müssen.

STEP 4 Beobachten Sie genau, wie lange die Familie mit dem auskommt, was Kühlschrank, Tiefkühler und Speisekammer hergeben.

STEP 5 Füllen Sie Ihre Bestände danach wieder auf.

STEP 6 Gönnen Sie sich hinterher ein gemeinsames leckeres Essen zur Belohnung.

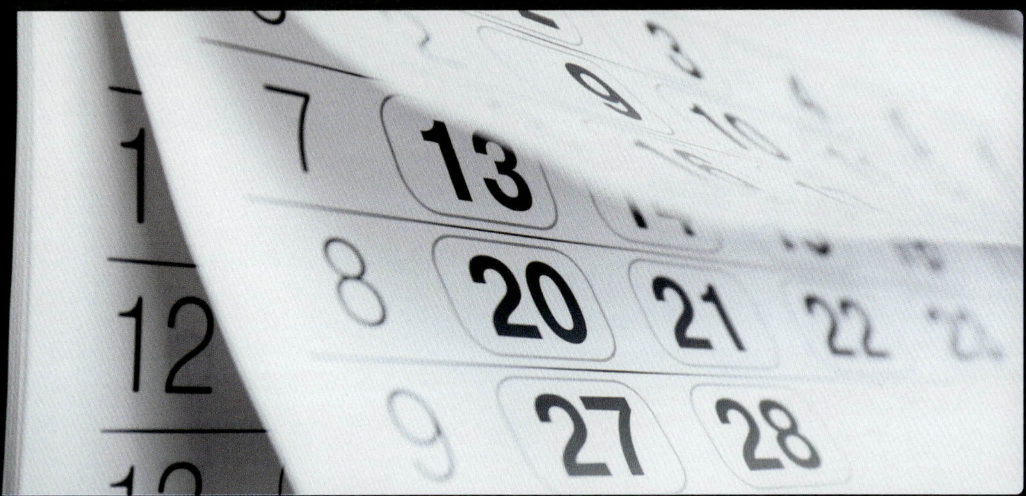

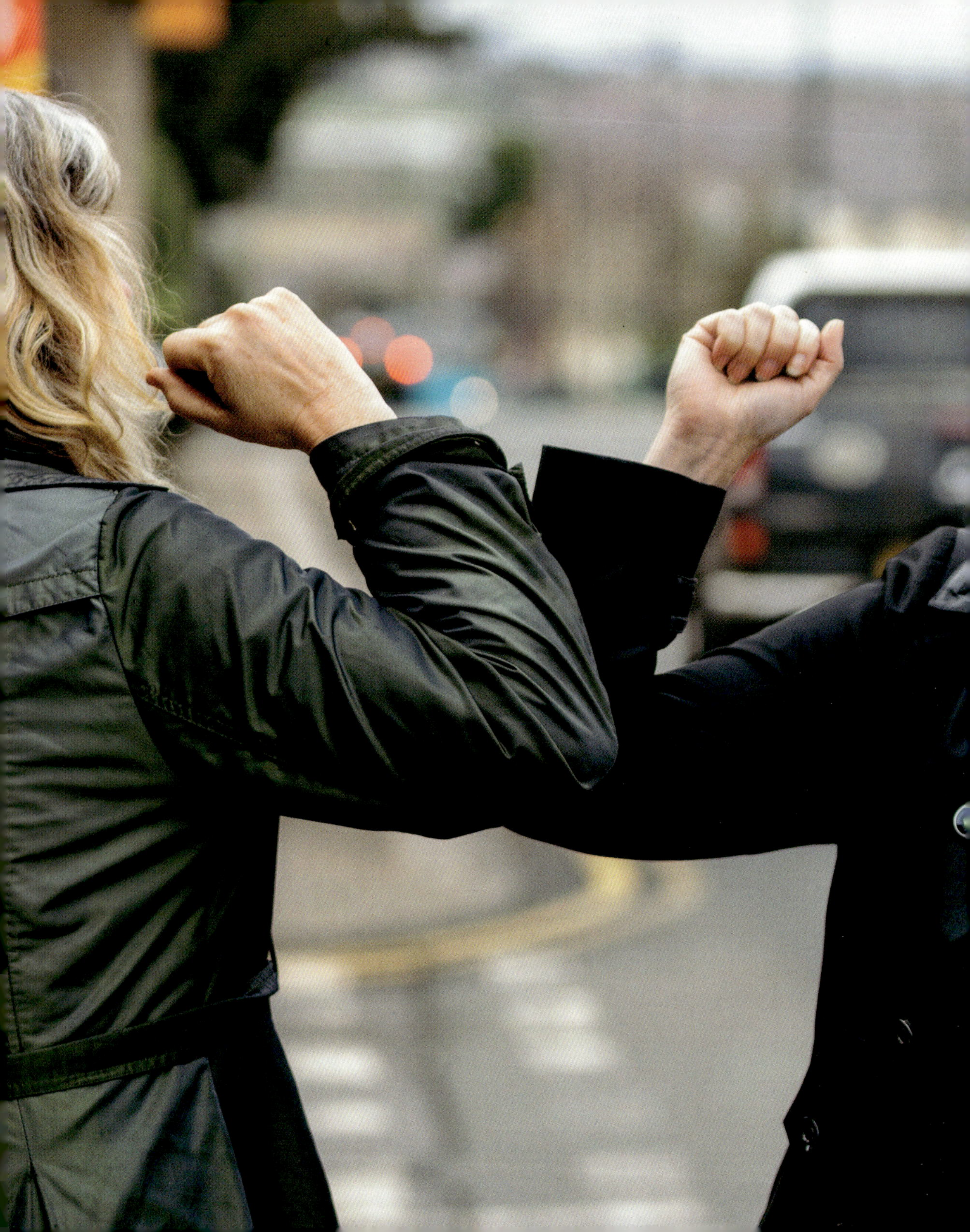

GEMEINSCHAFT MACHT STARK

KÜMMERN SIE SICH GUT UM FAMILIE UND MITMENSCHEN

Manche Menschen denken beim Stichwort »Überleben« an harte Rambo-Typen, die sich ganz allein dem Kampf mit den Elementen (oder Terroristen oder Weltraummonstern) stellen. Dass wir Normalmenschen in diese Lage kommen, ist aber ziemlich unwahrscheinlich.

Wenn man Menschen fragt, was ihnen im Leben am wichtigsten ist, nennen sie meist ihre Familie, Freunde und Haustiere. Darum ist es gut zu wissen, wie Sie Ihre Lieben in einer furchterregenden Situation schützen können.

KLUGE ENTSCHEIDUNGEN Wenn Sie in einem systemrelevanten Beruf arbeiten, können Sie sich nicht mit Ihren Lieben zu Hause einigeln. Am besten täglich nach der Heimkehr duschen und umziehen, um niemanden zu gefährden. Die meisten anderen Maßnahmen hängen von der individuellen Situation der Familie ab. Ältere Kinder, die nur in den Semesterferien nach Hause kommen, sollten sich vorübergehend freiwillig isolieren.

IN KONTAKT BLEIBEN Nutzen Sie alle Möglichkeiten, damit Social Distancing nicht zur Vereinsamung führt: vom Online-Yogakurs bis zum Videotelefonat mit Ihrem Therapeuten.

HILFE ANNEHMEN Stark zu sein bedeutet auch, seine Grenzen zu kennen, Angst oder Überforderung zuzugeben und sich auf andere zu verlassen. Wer immer nur den Starken mimt, bricht irgendwann zusammen. Ihre Familie und Ihre Freunde sind für Sie da – lassen Sie das zu.

61 RICHTIG REAGIEREN IM NOTFALL

Der wahre Held in einer Notsituation ist nicht der Action-Typ, sondern jemand, der ruhig bleibt und einen kühlen Kopf behält. So seltsam es klingt, aber das Ruhigbleiben kann man üben. Werden Sie wütend, wenn Ihnen jemand die Vorfahrt nimmt? Drehen Sie durch, wenn die Badewanne überläuft? Wird Ihnen beim Anblick von Blut blümerant? Lernen Sie in solchen Fällen innezuhalten und zu überlegen, ob Ihre Reaktion die Situation verbessert. Wenn nicht, was könnten Sie tun? Üben Sie bei kleinen Alltagsnotfällen, ruhig und gelassen zu bleiben – es wird sich in einer ernsthaften Notsituation auszahlen.

NICHTS ÜBERSTÜRZEN Bevor Sie irgendetwas tun, nehmen Sie sich einen Moment Zeit und atmen tief durch.

REALISTISCH BLEIBEN Überlegen Sie, welche Hilfe Sie tatsächlich leisten können. Ihre Gesundheit/Sicherheit und die Ihrer Familie haben immer Vorrang.

LOGISCH HANDELN Überlegen Sie nicht, wozu Sie andere überreden könnten. Tun Sie, was Sie aufgrund Ihrer eigenen Kenntnisse, Fähigkeiten oder Ressourcen selbst tun können. Alles andere kommt später.

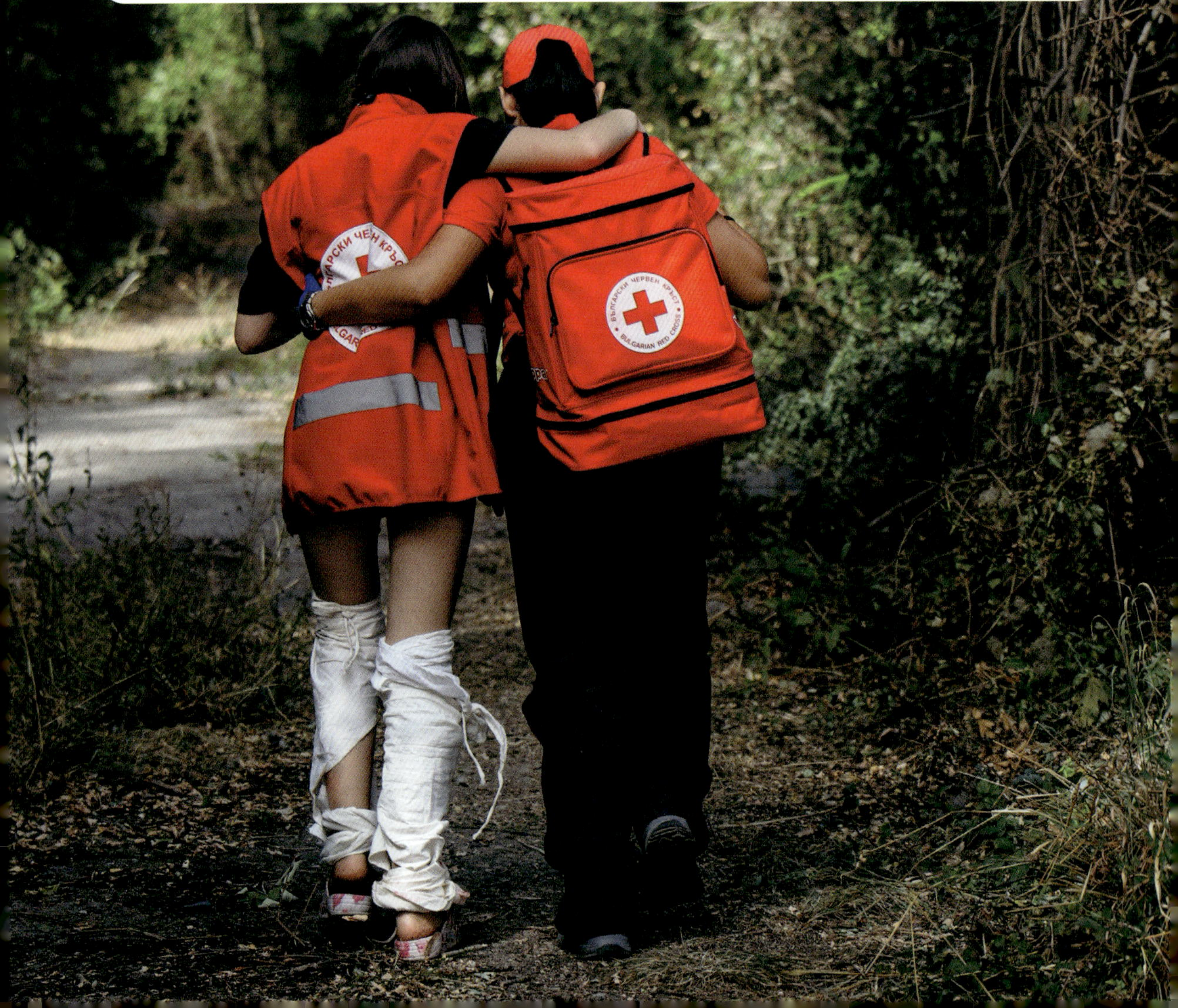

62 ÜBERLEBEN BEGINNT IM KOPF

Manche Menschen haben unvorstellbare Krisen überstanden, obwohl sie nicht über besondere Fähigkeiten oder Mittel verfügten. Ihre Einstellung hat verhindert, dass sie Opfer wurden.

GEISTIGE STÄRKE Durchhaltevermögen und Willensstärke sind für das Überleben manchmal wichtiger als Körperkraft und Ressourcen. Man kann lernen, das Unerträgliche auszuhalten und seine eigene Schwäche und den Wunsch, einfach aufzugeben, zu überwinden.

Kreativität Manche Tiere benutzen zwar Werkzeuge, doch im Hinblick auf die Kreativität sind wir ihnen allen überlegen. Im Lauf vieler Jahrtausende haben wir gelernt, mit Stöcken Feuer zu machen und Metall aus Steinen zu gewinnen. Wir haben Motoren, Raketen und Computer erfunden und leben heute in hochentwickelten, modernen Kulturen. Unsere Kreativität hilft uns, in schwierigen Situationen ungewöhnliche Lösungen zu finden. Unter unseren Vorfahren waren einige der klügsten Menschen, die je gelebt haben. Die Kreativität allgemein ist allen Menschen angeboren.

MOTIVATION Was motiviert Menschen, trotz widrigster Umstände am Leben bleiben zu wollen? Manchmal ist es der Glaube an eine höhere Macht, oft auch der dringende Wunsch, wieder mit der Familie, den Freunden, den Lieben vereint zu sein. Diese Motivation kann Menschen veranlassen, in schier hoffnungslosen Situationen über sich hinauszuwachsen.

Unwissen Obwohl wir heute Zugriff auf so viele Informationen haben, gibt es eine Menge Menschen, die nicht einmal eine kleine Krise überstehen würden. Sie kennen lebensbedrohliche Situationen nur aus dem Fernsehen, wo alles ganz einfach aussieht, und überschätzen ihre eigenen Fähigkeiten. Man muss wissen, was wann und wie zu tun ist, und man muss Überlebenstechniken gut üben, um sie zu beherrschen.

ANPASSUNGSFÄHIGKEIT Überleben hat immer auch mit Anpassung zu tun. Überlebenswille bedeutet, bereit zu sein, sich auf unerwartet wechselnde Ereignisse, Situationen und Umgebungsbedingungen einzustellen. Außerdem muss man erkennen, welche Wege und Strategien man verfolgen und von welchen man besser wieder ablassen sollte.

Durchhaltevermögen Bitte nicht mit Starrsinn verwechseln! Scheuen Sie sich nicht, Ihre Meinung oder Strategie zu ändern. Wenn etwas nicht funktioniert, wählen Sie einen anderen Weg. Starrsinn dagegen macht unflexibel und kann Sie und andere in Gefahr bringen.

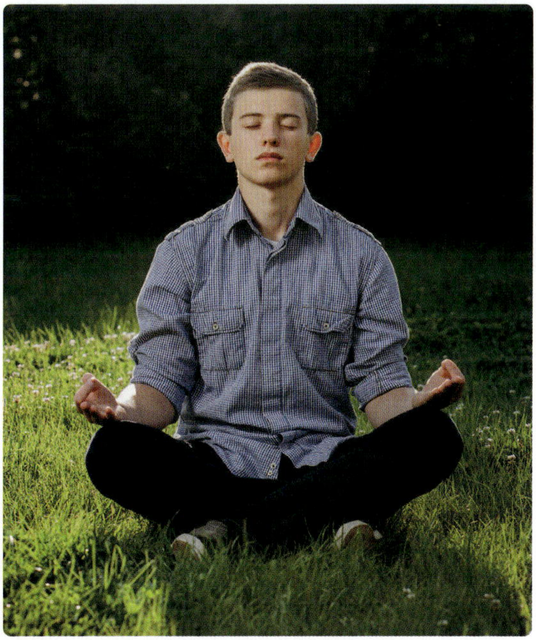

63 POSITIVE EINSTELLUNG

Eine positive Einstellung ist in Krisensituationen enorm hilfreich. »Positiv« bedeutet dabei nicht irrationale Heiterkeit, sondern eine klare Ruhe mit einer Portion Optimismus.

Wenn allerdings akute Gefahr droht, kann eine aggressivere Haltung sinnvoller sein. Das bedeutet selbstverständlich nicht, dass sie auf jemanden losgehen sollen. Aggression kann aber ein wirkungsvoller Antrieb sein. Werden Sie wütend. Seien Sie gemein. Nehmen Sie es nicht widerstandslos hin, wenn die Lage hässlich wird. Zum Überlebenswillen gehört schließlich auch Kampfgeist.

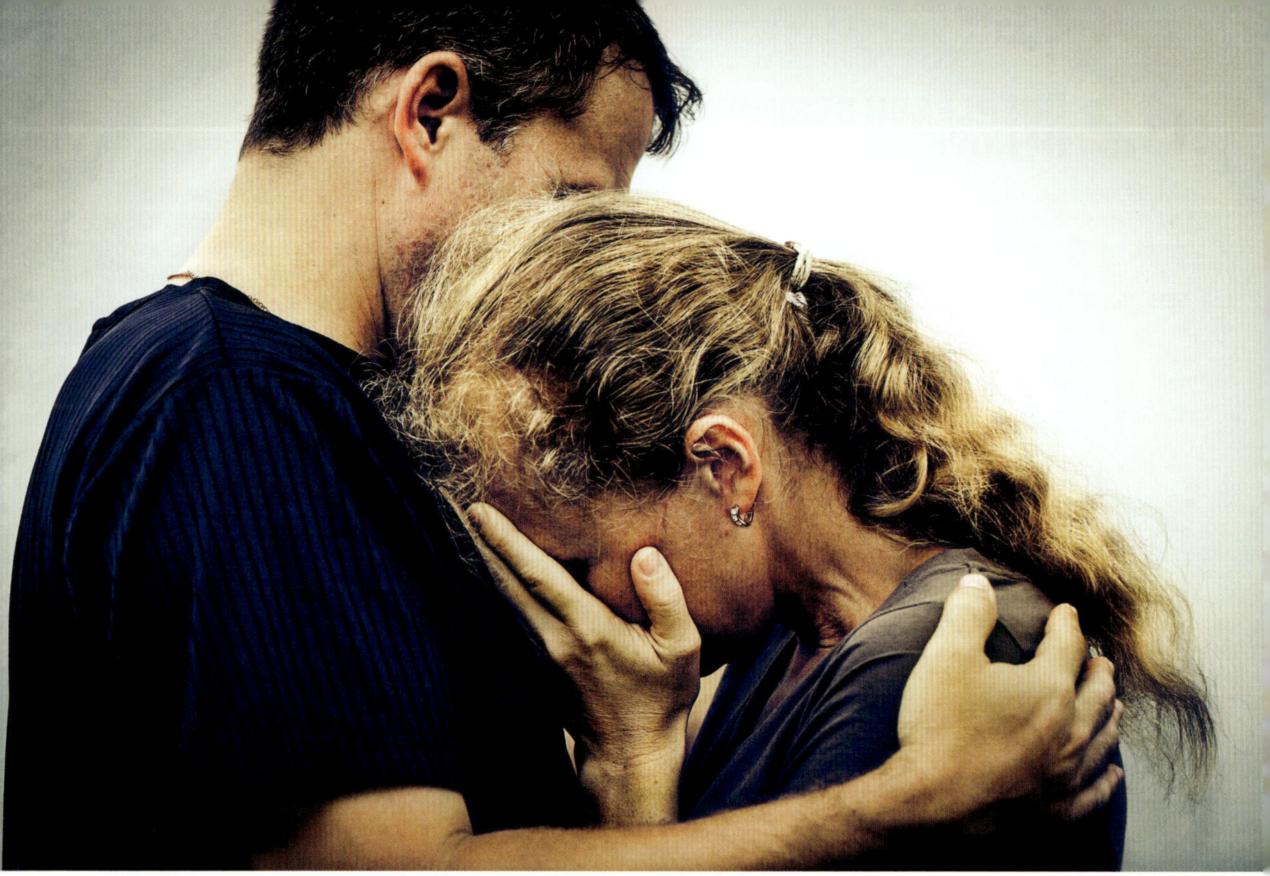

64 MIT STRESS UMGEHEN

Stress gehört zum Leben. Wir erfahren ihn täglich – in der Schule, im Beruf, in der Familie. In Not- und Krisensituationen bekommt der Stress jedoch eine ganz andere Qualität. Wer gut für sich selbst sorgen und anderen helfen will, muss verstehen, wie sich extremer Stress auswirken kann. Jeder, der eine Notsituation erlebt oder auch nur Zeuge wird, ist in irgendeiner Weise davon betroffen.

Es ist beispielsweise ganz natürlich, sich im Krisenfall Sorgen um die eigene Sicherheit und um Familie und enge Freunde zu machen. Auch Traurigkeit oder Wut sind durchaus normale Reaktionen.

Wer akzeptiert, dass diese Reaktionen und Gefühle völlig normal sind, erholt sich meist schneller als Menschen, denen dieses Bewusstsein fehlt. Es ist aber schwierig und kann lange dauern (manchmal Jahre), solche Erlebnisse zu verarbeiten. Wenn Sie es allein nicht schaffen, nehmen Sie therapeutische Hilfe in Anspruch oder schließen Sie sich einer Selbsthilfegruppe an.

65 STRESSSYMPTOME ERKENNEN

Menschen gehen ganz unterschiedlich mit Stress um. Manche kommen selbst in entspannten Normalsituationen schlecht mit ihm zurecht. Um rechtzeitig Hilfe in Anspruch zu nehmen, ist es wichtig, die Warnzeichen für übermäßigen Stress zu erkennen.

Typische Stressreaktionen sind Erschöpfung, unerwartete oder anhaltende grippeartige Symptome, Seh- oder Hörstörungen, Kopfschmerzen, Magenbeschwerden oder Appetitlosigkeit. Betroffene fühlen sich oft verwirrt oder überfordert, können sich schlecht konzentrieren oder leiden an Sprachstörungen. Das Stimmungsspektrum reicht von Traurigkeit über Schuldgefühle, Angst und Wut bis zum totalen Rückzug und zur emotionalen Abschottung. Auch Hyperaktivität, extreme Wachsamkeit, Albträume, Schlafstörungen, starke Stimmungsschwankungen und Gefühlsausbrüche können Stresssymptome sein. Manche fühlen sich einsam, andere haben Angst vor Menschenansammlungen oder dem Alleinsein. In all diesen Fällen kann professionelle Hilfe notwendig sein.

66 UMGANG MIT PANIKATTACKEN

Panikattacken sind vorübergehende, intensive Angstzustände. Sie können plötzlich und ohne Vorwarnung auftreten und binnen Minuten eskalieren. Länger als 30 Minuten dauern sie selten. Typische Anzeichen sind Kurzatmigkeit und Schmerzen in der Brust, die irrtümlich für einen Herzinfarkt gehalten werden können. Da aber genau diese Beschwerden auch mit schweren Herz-Kreislauf-Erkrankungen einhergehen, ist es immer absolut sinnvoll, die Ursache notfallmedizinisch abklären zu lassen.

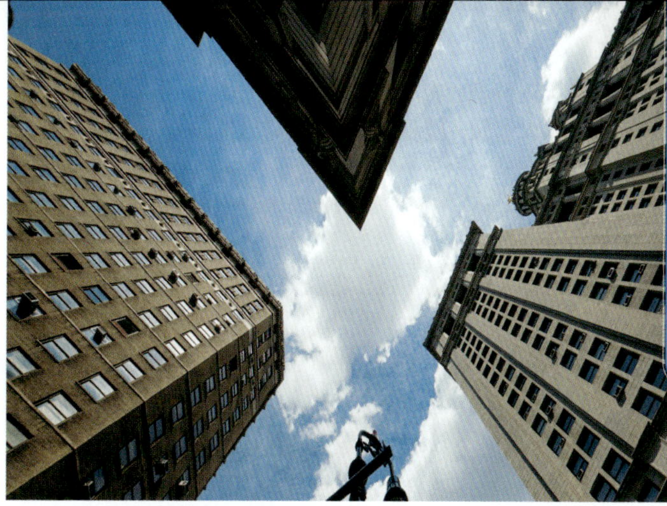

Weitere Anzeichen können sein:

- das Gefühl, überrollt zu werden, Unwirklichkeit
- das Gefühl, verrückt zu werden oder die Kontrolle zu verlieren
- Herzrasen oder Schmerzen in der Brust
- Schwächegefühl oder Schwindel
- Hyperventilation, Atembeschwerden, Erstickungsgefühl
- aufsteigende Hitze oder Kälte (vor allem Gesicht und Hals)
- Zittern
- Übelkeit oder Magenkrämpfe
- Taubheitsgefühl oder Kribbeln im ganzen Körper
- Kopf- oder Rückenschmerzen
- Schwitzen
- trockener Mund oder Schluckbeschwerden

67 BEIM BERUHIGEN HELFEN

Menschen überwinden Panikattacken oft schneller, wenn jemand bei ihnen und für sie da ist. Hier finden Sie Vorschläge, was Sie in einer solchen Situation tun können.

Die betroffene Person hat wahrscheinlich einen starken Fluchtwunsch. Bringen Sie sie nach Möglichkeit an einen sicheren, ruhigen Ort. Versichern Sie der Person immer wieder, dass Sie bei ihr bleiben und sie in Sicherheit bringen oder weitere Hilfe holen werden.

Während einer akuten Panikattacke sollten Sie immer um Erlaubnis bitten, bevor Sie die Person anfassen. In manchen Fällen kann die Panik durch Berührung noch verschlimmert werden.

Fragen Sie die Person, wie Sie ihr helfen können. Manche wissen möglicherweise, wie Sie Panikattacken überwinden können, schaffen es aber nicht allein.

Für den Betroffenen ist die Angst überaus real. Versuchen Sie nicht, die Bedrohungslage kleinzureden – das kann die Situation verschlimmern. Lassen Sie die Person über ihre Angst sprechen, fragen Sie gegebenenfalls ruhig nach, hören Sie zu und nehmen Sie jede Antwort hin.

Wichtig ist, die Atmung zu beruhigen. Sie können mit der betroffenen Person atmen oder laut zählen: Zuerst zwei Sekunden einatmen und zwei Sekunden ausatmen, dann die Länge der Atemzüge allmählich verlängern, bis die Atmung wieder langsamer und gleichmäßig erfolgt.

Wenn die Panikattacke mit Hitzewallungen im Bereich von Hals und Gesicht einhergeht, kann ein feucht-kühles Tuch gleichermaßen lindernd und beruhigend wirken.

Bleiben Sie bei der Person, bis sie sich von der Panikattacke erholt hat.

68 INDIREKTE TRAUMATISIERUNG

Diese Art der Traumatisierung betrifft Personen, die indirekt an einem Ereignis beteiligt sind, beispielsweise Notfallhelfer und medizinisches Fachpersonal, aber auch Familienmitglieder von schwer Erkrankten oder Laien, die anderen helfen. Selbst die Nachrichtenflut im Krisenfall kann ein indirektes Trauma auslösen. Die Symptome sind ähnlich wie bei Personen, die vom Geschehen direkt betroffen sind, darum können Sie auch dieselben Strategien des Stressmanagements anwenden. Betroffene sind sich der (indirekten) Traumatisierung oftmals gar nicht bewusst, weil ihnen rational klar ist, dass sie nicht selbst »mitten im Geschehen« waren oder Opfer geworden sind.

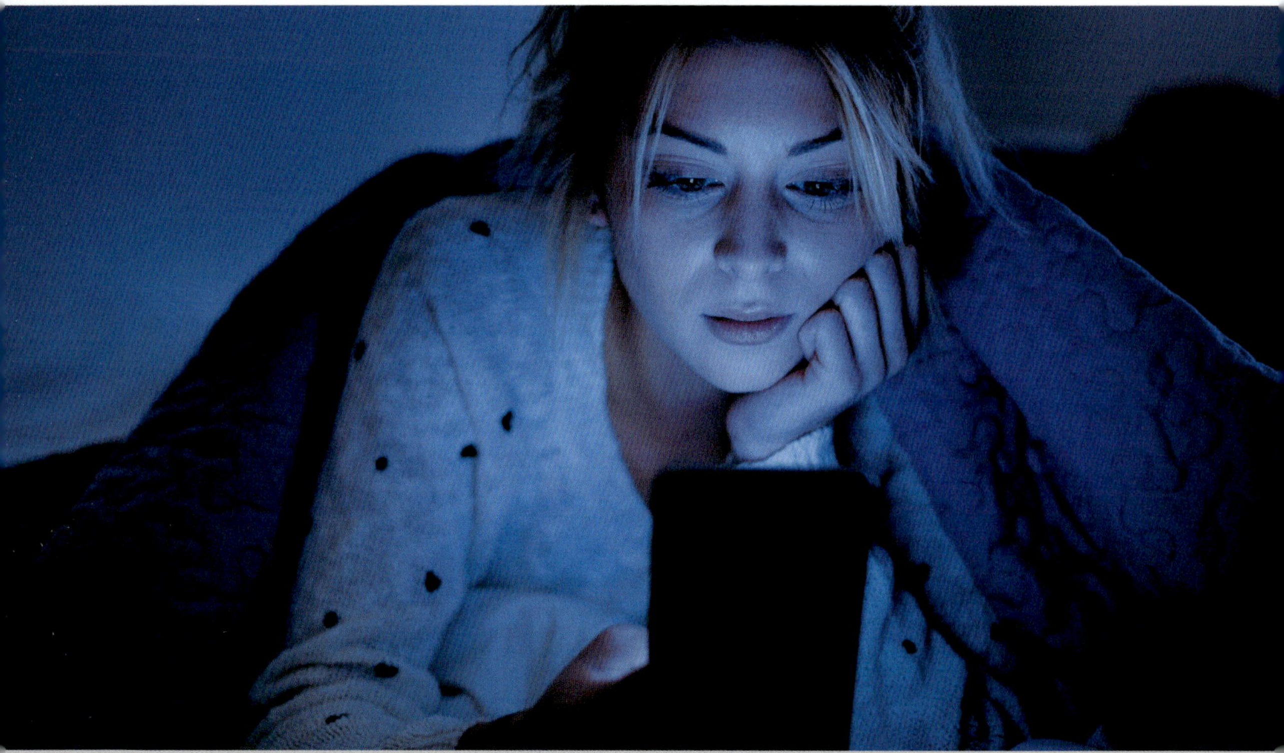

69 PSYCHISCH GESUND BLEIBEN

Es gibt viele sinnvolle Möglichkeiten, mit eigenen Stress umzugehen und andere zu unterstützen. Selbst wenn Sie grundsätzlich wissen, was gut für Sie ist, sollten Sie erwägen, Hilfe in Anspruch zu nehmen. Vielleicht sind auch Ihre Familie, Ihre Freunde oder Ihre Religionsgemeinschaft betroffen. Versuchen Sie, Ihren Unterstützungsbedarf nicht nur im engsten Kreis zu decken, sondern auf mehrere Schultern zu verteilen.

GESUND BLEIBEN Achten Sie auf Schlaf, Bewegung, ausgewogene Ernährung und Work-Life-Balance.

ZWISCHENMENSCHLICHKEIT Nehmen Sie sich Zeit für Familie und Freunde. Helfen Sie und nehmen Sie Hilfe an. Versuchen Sie möglichst frühzeitig, Ihre normale Alltags- und Familienroutine wiederherzustellen, aber ohne sich (oder die Familie) zu überfordern.

PSYCHISCHE GESUNDHEIT Nutzen Sie Ihre spirituellen Kraftquellen und schließen Sie nicht aus, sich an einen Therapeuten zu wenden. Sprechen Sie mit jemandem über Ihre Gefühle, auch wenn es schwer fällt. Dazu sollten Sie aber weder sich selbst noch jemand anderen zwingen.

70 HELFEN UND HILFE ANNEHMEN

Im Krisenfall zeigen sich manche Menschen von ihrer besten Seite – und andere von ihrer schlechtesten. Ob Sie sich in Ihrer Wohnung verkriechen oder vorübergehend aufs Land ziehen: Möglicherweise brauchen Sie Hilfe von anderen. Und andere werden Sie um Hilfe bitten. Denken Sie daran, dass man gemeinsam oft mehr erreichen kann als im Alleingang. Lassen Sie sich andererseits aber auch nicht ausnutzen.

DEN ANSTOSS GEBEN Wenn Sie Ihre Nachbarin in Krisenzeiten um etwas bitten, riskieren Sie eine Absage. Besser sind die Aussichten, wenn Sie etwas anzubieten haben. Sagen Sie der Nachbarin, wer Sie sind, und dass Sie helfen möchten. Erklären Sie, dass Sie alle Nachbarn bitten, sich zu einer bestimmten Zeit an einem bestimmten Ort zu treffen, um die Lage zu besprechen. Trommeln Sie möglichst viele zusammen, dann ergibt sich vieles von selbst: Pläne nehmen Form an, Führungspersönlichkeiten kristallisieren sich heraus – all das, weil Sie den Anstoß gegeben haben.

HELFEN, ABER MIT VORSICHT Selbst wenn Sie perfekt vorbereitet sind, haben Sie nicht genug Vorräte, um allen zu helfen. Ihre eigene Sicherheit und Gesundheit stehen immer an erster Stelle. Reden Sie nicht über Ihre Lebensmittel- und Wasservorräte und wo sie gelagert werden. Zweifellos ist es richtig, anderen etwas abzugeben. Es gibt aber Menschen, die meinen, einen Anspruch darauf zu haben, und sich notfalls mit Gewalt nehmen, was sie brauchen. Verzweifelte Umstände fördern solches Verhalten.

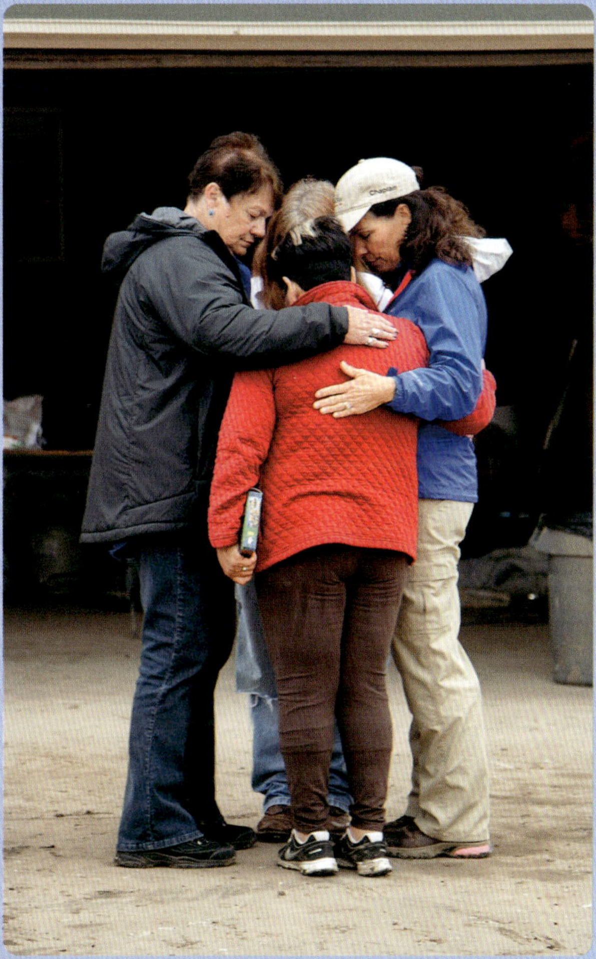

71 KOMPETENZEN EINBRINGEN

Medizinische Kenntnisse oder Überlebenstechniken in der Wildnis können fast immer hilfreich sein. Es gibt aber viele andere Fähigkeiten, die in Krisensituationen ebenfalls überaus nützlich sind. Selbstverständlich braucht man während einer Epidemie Ärzte und anderes medizinisches Personal. Wenn aber eine Gruppe von Kindern unter Quarantäne steht, beruhigt und beschäftigt werden muss, kann eine Erzieherin Gold wert sein. Grundsätzlich gilt: Wer etwas gut kann, sollte es die Nachbarn wissen lassen und auch alle anderen ermutigen, ihre Kenntnisse einzubringen – selbst wenn ein direkter Bezug zur aktuellen Notsituation nicht auf den ersten Blick zu erkennen ist.

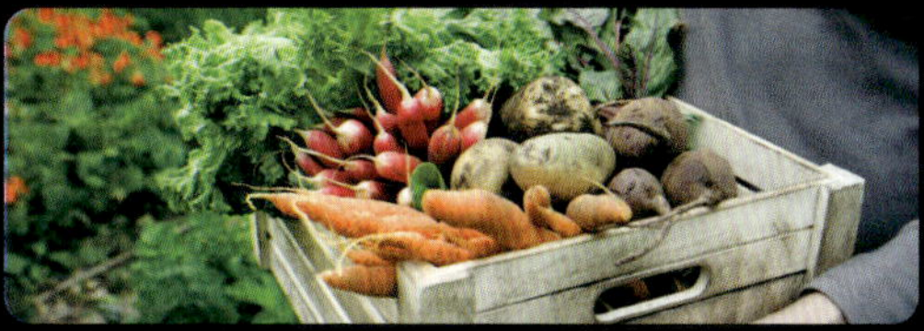

72 DIE KINDER SCHÜTZEN

Eltern sind immer um die Sicherheit ihrer Kinder besorgt. In Krisensituationen aller Art wird diese Sorge noch viel größer. Kleine Kinder sind schwer zu Verhaltensänderungen zu bewegen, weil sie die Gefahren von Krankheitserregern noch nicht verstehen. Normalerweise begrüßen wir es, wenn Kinder offen und freundlich sind. Wenn der Junior aber während einer Pandemie eine fremde Person umarmen möchte, kann man darüber in Panik geraten. Tun Sie sich mit anderen Eltern zusammen, um Ideen auszutauschen und sich gegenseitig zu unterstützen. Wichtig ist auch, die Kinder altersgemäß mit einzubeziehen.

KLEINE KINDER Junge Kinder tun sich schwer damit, andere Tagesroutinen anzunehmen oder neue Regeln zu lernen. Das lassen wir Ihnen oft durchgehen, weil sie so niedlich sind. Ob im normalen Alltag oder mitten in der Krise: Geduld, Wiederholung und Ablenkung sind nun gefragt. Weil eine Pandemie den Familienalltag massiv verändern kann, brauchen Sie mit kleinen Kindern vor allem Geduld. Wiederholen Sie neue Regeln so lange, bis sie wirklich »angekommen« sind. Wenn Sie eine Pause brauchen, um die Geduldsakkus wieder aufzuladen, lenken Sie die Kleinen mit neuen Spielen, Beschäftigungen oder kleinen Aufgaben ab. Sogar das Aufräumen kann zum Spiel werden, wenn Sie unter dem Spielzeug eine kleine Überraschung verstecken. Nicht alles lässt sich spielerisch lösen. Es ist nicht leicht, den Kindern zu erklären, warum sie die Oma nicht besuchen dürfen (denn die Vorstellung, Oma könnte schwer krank werden, macht ihnen Angst). Andererseits haben Sie unter den widrigen Umständen mehr Zeit, wovon die Kinder profitieren können. Tun Sie gemeinsam etwas Außergewöhnliches, zum Beispiel jeden Abend den Mond anheulen. Das vertreibt ein bisschen Stress und bleibt der ganzen Familie in Erinnerung.

JÜNGERE JUGENDLICHE Das ist ein schwieriges Alter – nicht mehr klein und noch nicht erwachsen. In dieser Phase versuchen Jugendliche herauszufinden, wer sie sind und wer sie sein möchten. Das ist schon schwierig genug. Wenn dann noch eine Pandemie ausbricht, können Jugendliche überfordert sein. Manche Teens möchten am liebsten gar nicht aus ihrem Zimmer kommen, andere drängen ständig, dass sie ihre Freunde treffen möchten. Eltern müssen dann das richtige Maß zwischen Freiheit und Kontrolle finden. Dafür gibt es kein Rezept, denn jedes Kind ist anders. Diese Phase ist für Eltern und Jugendliche immer eine Herausforderung, und erst recht, wenn noch eine Seuche an die Tür klopft. Versuchen Sie zu verhindern, dass die Kids den ganzen Tag (und am liebsten die ganze Nacht) auf einen Bildschirm starren. Vielleicht können Sie sie mit beaufsichtigten Aktivitäten in den Garten locken. Beschäftigen Sie den Nachwuchs mit Arbeiten rund ums Haus – notfalls gegen Bezahlung. Hauptsache, sie sind beschäftigt und abgelenkt.

ÄLTERE JUGENDLICHE Ältere Teenager verstehen durchaus, welche Gefahren mit einer Krisensituation einhergehen. Sie sind aber noch Kind genug, um sich für unverwundbar zu halten. Möglicherweise stehlen sie sich (wie auch in normalen Zeiten) heimlich aus dem Haus, um Freunde zu treffen. Geben Sie sich Mühe, ihnen die neuen Regeln und deren Notwendigkeit eindringlich zu erklären. Behalten Sie die Aktivitäten in den sozialen Netzwerken im Blick. Da Langeweile der beste Nährboden für Unfug ist, sorgen Sie am besten für Beschäftigung, etwa indem Sie den Jugendlichen das Kochen überlassen. Regen Sie sie an, etwas für die Gemeinschaft zu tun (Masken nähen, Kleidung zum Spenden für Bedürftige aussortieren und so weiter). Sie sind eigentlich keine Kinder mehr, doch solange sie noch nicht wirklich selbstständig sind, sollten Sie gut auf sie aufpassen.

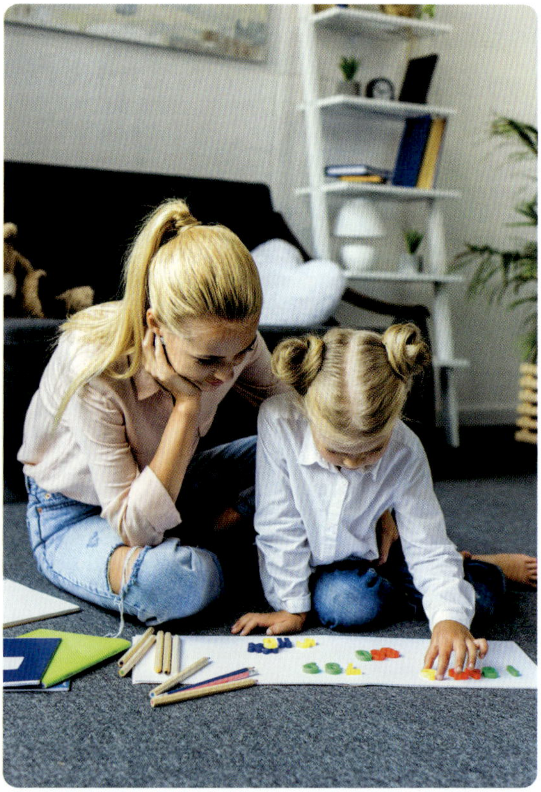

73 KRISENPROGRAMM FÜR FAMILIEN

Kindern kann die Vorbereitung auf einen Krisenfall Angst machen. Umso wichtiger ist es, Ihnen zu vermitteln, dass die Vorbereitungen der ganzen Familie helfen, schwierige Zeiten gut zu überstehen. Beziehen Sie Kinder mit altersgemäßen Tätigkeiten aktiv ein.

GRUNDSCHULKINDER

- Eine »Schatzsuche« nach Utensilien für die Notfallausrüstung veranstalten
- Ehrenamtlich bei einer Tafel oder einer anderen Hilfsinitiative mitarbeiten
- Über Orte sprechen, an denen Notfälle eintreten können (zu Hause, in der Schule, auf dem Spielplatz), und wie man sich darauf vorbereiten kann
- Die Kinder eine Geschichte über Notfallvorbereitungen schreiben und illustrieren lassen
- Fragen stellen, zum Beispiel: Was tun wir, wenn ein Tornado kommt? Was ist ein Notfallplan? Wo ist unsere Notfallausrüstung? Woraus besteht sie?
- Gemeinsam für jedes Kind eine kleine Notfallbox und einen Fluchtrucksack packen. Denken Sie an etwas Spielzeug, etwas Süßes und unbedingt ein Kuscheltier als Tröster!

JUGENDLICHE

- Gemeinsam einen Sofortmaßnahmenkurs besuchen
- Erklären, wie im Notfall die Versorgung (Strom, Wasser, Gas) unterbrochen wird
- Über ein bestimmtes Gefahrenthema einen Bericht schreiben, ein Plakat malen oder ein Video drehen
- Tag der offenen Tür bei Feuerwehr oder einer Katastrophenschutzorganisation besuchen
- Gemeinsam ein tragbares Notfallset zusammenstellen.

JUNGE ERWACHSENE

- Aktive Mitarbeit bei einer Hilfsorganisation (Jugendfeuerwehr, Rotes Kreuz usw.)
- Ein Notfallset für das Auto packen
- Einen Artikel für die Schülerzeitung oder einen Blog schreiben, einen Vorbereitungs-Workshop in der Schule initiieren
- Gemeinsam überlegen, wie sie sich auf Nachbarschafts-/Gemeindeebene an Vorbereitungsmaßnahmen beteiligen können, dann umsetzen
- Erklären, wie man Wasser trinkbar macht (Abkochen, Filtern, Chloren usw.)

74 EHRLICH ZU DEN KINDERN SEIN

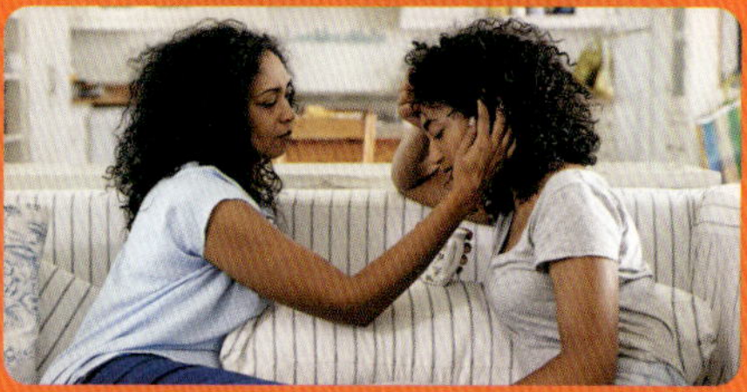

Natürlich wollen Eltern ihre Kinder schützen. Vielleicht möchten Sie die Krisensituation nicht in ihrem Beisein besprechen oder Ihre Sorgen nicht zeigen. Es belastet Kinder aber auch, wenn Sie dem Thema ausweichen. Fragen Sie ihre Kindern, wie sie sich fühlen. Versuchen Sie, die Lage altersgemäß zu erklären.

KINDER NICHT UNTERSCHÄTZEN Die meisten Kinder zeichnen sich durch eine faszinierende Mischung aus Naivität und Skepsis aus. Sie glauben beispielsweise fest an den Weihnachtsmann, besitzen aber gleichzeitig einen hochsensiblen eingebauten Lügendetektor, mit dem sie selbst kleine »Wahrheitskorrekturen« der Eltern aufspüren – zumal in unpassenden Momenten.

UNGESCHMINKTE WAHRHEIT Versuchen Sie im Fall einer Pandemie nicht, die Lage zu beschönigen oder die Gefahren zu verniedlichen. Kinder merken, wenn sie belogen werden. Sagen Sie die Wahrheit und erklären Sie altersgerecht. Die meisten Kinder zeigen, was sie verarbeiten können, indem sie nachfragen. Lassen Sie nicht stundenlang den Nachrichtensender im Fernsehen laufen, denn die Bilder können Kinder stark belasten und verstören. Besser ist es, wenn Sie selbst ihnen die Tatsachen kompakt mitteilen.

KLARE ERKLÄRUNGEN Beschreiben Sie, welche Probleme vorliegen und wie Sie damit umgehen wollen. Wählen Sie Ihre Worte sorgfältig. Erklären Sie, dass die Krankheit zwar schlimm ist, Ihrer Familie aber wahrscheinlich nichts passiert, sofern sich alle an die Regeln halten. Falls doch ein Familienmitglied erkrankt, machen Sie den Kindern klar, dass die allermeisten COVID-19-Patienten wieder vollständig gesund werden.

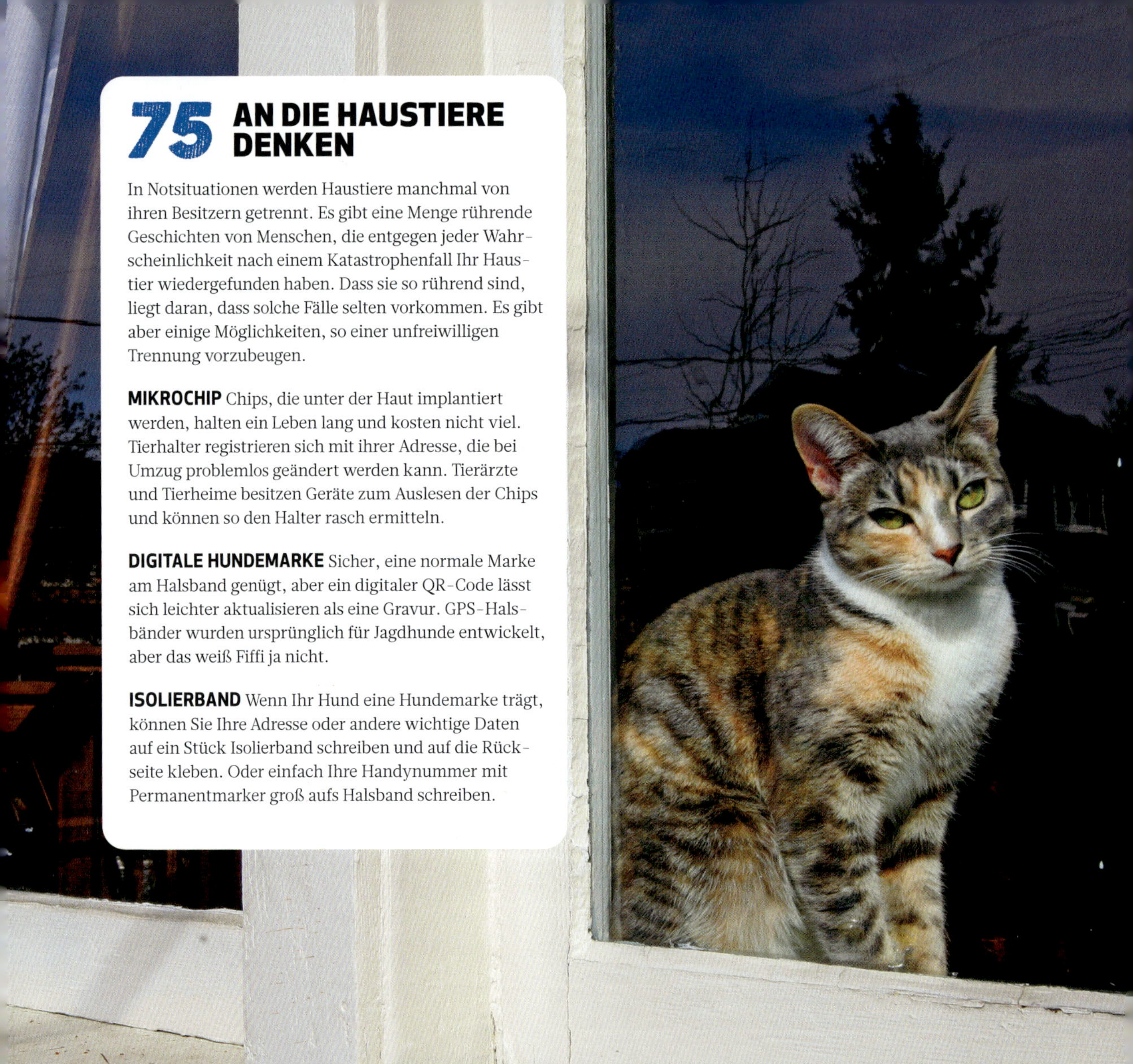

75 AN DIE HAUSTIERE DENKEN

In Notsituationen werden Haustiere manchmal von ihren Besitzern getrennt. Es gibt eine Menge rührende Geschichten von Menschen, die entgegen jeder Wahrscheinlichkeit nach einem Katastrophenfall Ihr Haustier wiedergefunden haben. Dass sie so rührend sind, liegt daran, dass solche Fälle selten vorkommen. Es gibt aber einige Möglichkeiten, so einer unfreiwilligen Trennung vorzubeugen.

MIKROCHIP Chips, die unter der Haut implantiert werden, halten ein Leben lang und kosten nicht viel. Tierhalter registrieren sich mit ihrer Adresse, die bei Umzug problemlos geändert werden kann. Tierärzte und Tierheime besitzen Geräte zum Auslesen der Chips und können so den Halter rasch ermitteln.

DIGITALE HUNDEMARKE Sicher, eine normale Marke am Halsband genügt, aber ein digitaler QR-Code lässt sich leichter aktualisieren als eine Gravur. GPS-Halsbänder wurden ursprünglich für Jagdhunde entwickelt, aber das weiß Fiffi ja nicht.

ISOLIERBAND Wenn Ihr Hund eine Hundemarke trägt, können Sie Ihre Adresse oder andere wichtige Daten auf ein Stück Isolierband schreiben und auf die Rückseite kleben. Oder einfach Ihre Handynummer mit Permanentmarker groß aufs Halsband schreiben.

76 QUARANTÄNE MIT VIERBEINERN

Sie halten brav die Kontaktsperre ein, arbeiten im Homeoffice oder versuchen, sich die Zeit mit Putzen und Aufräumen zu vertreiben. Ihre Tiere wissen nicht, warum Sie jetzt so oft zu Hause sind, aber sie finden es prima. Da könnten Sie doch viel mehr mit ihnen spielen! In der Hinsicht sind Tiere wie kleine Kinder. Denken Sie darum beim Notfallplan auch an die Vierbeiner. In den Vorrat gehört nicht nur Futter, sondern auch etwas zum Spielen und ein paar Leckerlis. So können Sie die Tiere ablenken, wenn sie allzu aufdringlich werden. Das ist besonders wichtig für Tiere, die normalerweise selbst rein und raus gehen dürfen. Wenn das nicht möglich ist, langweilen sie sich schnell. Dann brauchen Sie etwas Interessantes zum Spielen oder Zeit und Zuwendung. Ansonsten suchen Sie sich ihr Spielzeug selbst aus – womöglich Ihre guten Schuhe.

77 GEMEINSAM GESUND BLEIBEN

Wenn neuartige Krankheiten auftauchen, fragen sich viele Tierbesitzer, ob auch Tiere erkranken oder die Krankheit auf Menschen übertragen können. Das kommt immer auf den Krankheitserreger an. Wer während einer Pandemie ganz sicher sein will, sollte zunächst davon ausgehen, dass Menschen Tiere anstecken können und umgekehrt. Das bedeutet beispielsweise, beim Spaziergang zu Hunden und anderen Tieren, die Ihnen unterwegs begegnen, denselben Abstand einzuhalten wie zu Menschen. Lassen Sie fremde Hunde nicht an Ihnen oder Ihrem Vierbeiner schnuppern oder mit ihm spielen. Streicheln Sie keine fremden Haustiere und lassen Sie niemanden außerhalb des Haushalts Ihre Tiere anfassen.

Das bedeutet im Grunde, Haustiere ebenso zu schützen wie Familienmitglieder. Das ist nicht allzu schwierig, weil die meisten Leute ihr Tier sowieso als Familienmitglied betrachten. Wer einen Hund hat, der draußen lebt, oder eine Katze mit eigener Katzenklappe, könnte jetzt überlegen, den Vierbeiner zum »Drinnen-Tier« zu erziehen. Das dient dem Schutz des Tiers und tut auch den Menschen gut. Schon wenn Sie 90 Sekunden lang ein Tier streicheln, sinkt der systolische Blutdruck um durchschnittlich 15 Punkte. In einer Stresssituation ist das gut für Ihre Gesundheit.

Falls ein Haustier während einer Pandemie krank wird, lassen Sie es vom Tierarzt behandeln. Beachten Sie dieselben Vorsichtsmaßnahmen wie im Umgang mit Menschen: Nach dem Berühren gründlich die Hände waschen und nicht übers Gesicht lecken lassen.

78 KRISENTRAINING FÜR TIERE

Training ist wichtig, um das Tier zu schützen, aber auch für den Fall, dass Sie Ihre Wohnung verlassen müssen. Auch ein trainiertes Tier sollten Sie anleinen, weil es durch Gerüche oder anderes verwirrt sein könnte. Gewöhnen Sie das Tier an eine Transportbox.

- Verwenden Sie eine flugzeuggeeignete Box. Die werden auch von Hotels akzeptiert.
- Die Box sollte so groß sein, dass das Tier darin stehen und sich ungehindert drehen kann.
- Gewöhnen Sie das Tier langsam an die Box. Stellen Sie sie an einen Platz, an dem sich das Tier gern aufhält, und legen Sie sein Lieblingsspielzeug hinein.
- Falls das Tier die Box nicht annimmt, können Sie anfangs Oberteil und Tür abnehmen. Wenn das Tier die offene Schale akzeptiert, können Sie das Oberteil wieder aufsetzen.

79 NOTFALLSET FÜR VIERBEINER

Wenn Sie bei einer Evakuierung Ihr Tier mitnehmen können, sollte alles Nötige vorbereitet sein. Das gehört in die Notfalltasche fürs Haustier:

- Futter in luftdichten Behältern
- Impfpass oder Haustierausweis (sehr wichtig für Tierheime)
- Notwendige Medikamente
- Wasser
- Halsband mit Marke
- Robuste Leine, eventuell Geschirr
- Transportbox
- Katzenstreu und Kiste bzw. Kotbeutel für Hunde
- Reinigungsmittel (geruchsneutralisierend)
- Vertraute Dinge (Spielzeug, Decke)
- Erste-Hilfe-Ausrüstung (Pipette oder Spritze zum Verabreichen von Medikamenten und Ausspülen von Wunden, Wasserstoffperoxid zum Desinfizieren und als Brechmittel bei Vergiftung)

80 FLUCHT OHNE TIER

Falls Sie das Tier zurücklassen müssen, sorgen Sie gut vor: Bringen Sie das Tier im Haus unter. Die Türen öffnen und festklemmen, damit es sich nicht einsperren kann. Lassen Sie Radio oder Fernseher laufen, um das Tier von Außengeräuschen abzulenken. Hinterlassen Sie reichlich Futter und Wasser in kippsicheren Näpfen. Sie können auch Toilettendeckel abmontieren oder die Badewanne füllen, damit das Tier an Wasser kommt. Hängen Sie Schilder mit Ihren Kontaktdaten an Außentüren, um Rettungskräfte zu informieren. Stellen Sie die Transportbox neben die Eingangstür, ebenfalls mit Kontaktdaten beschriftet.

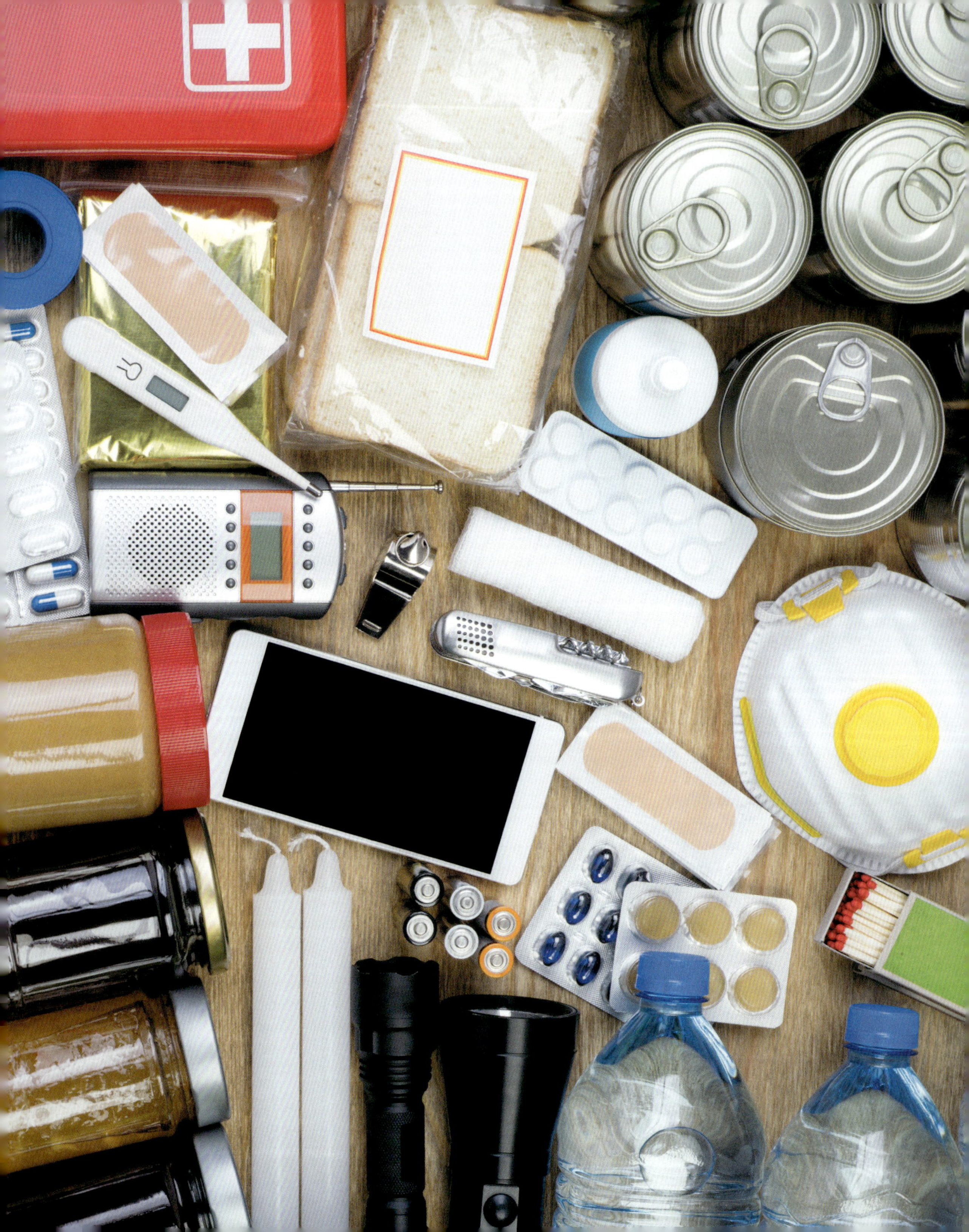

IN ZUKUNFT

AUF DEN NÄCHSTEN NOTFALL VORBEREITET SEIN

Manchmal trifft jemand eine punktgenaue Voraussage und kann dann zufrieden verkünden: »Das habe ich doch gewusst!« Sicherlich sind manche Leute besser informiert als andere, aber niemand kann mit absoluter Sicherheit vorhersehen, was geschehen wird.

Trotzdem brauchen Sie keine Kristallkugel, um zu wissen, dass die Zukunft Katastrophen und Notfälle bringen wird. Es ist darum kein Fehler, darauf vorbereitet zu sein.

KÜNFTIGE PANDEMIEN Es ist schon beruhigend, dass die Coronakrise die erste weltweite Pandemie seit der Spanischen Grippe 1918 ist. Und wenn wir Glück haben, vergehen bis zur nächsten ähnlich ernsten Krise wieder 100 Jahre. Aber auch eine weniger schlimme Krankheit bringt viel Leid mit sich. Grund genug, Vorkehrungen zu treffen.

AUF DEM LAUFENDEN SEIN Es klingt abgedroschen, aber Wissen ist Macht. Gutes Sicherheitstraining und eine Vorratskammer voller haltbarer Produkte lassen Sie ruhiger schlafen. Im folgenden Kapitel geht es vor allem darum, miteinander in Verbindung zu bleiben.

KATASTROPHEN PASSIEREN Vielleicht lesen Sie dieses Buch, weil Sie über die nächste Pandemie nachdenken. Vielleicht wohnen Sie in einem Gebiet, in dem Erdbeben oder schwere Stürme vorkommen. Informieren Sie sich über Problemlösungsstrategien und sprechen Sie mit Ihrer Familie über einen maßgeschneiderten Krisenplan.

81 EINEN NOTFALLPLAN AUFSTELLEN

Nachdem wichtige Utensilien bereitgestellt und Vorräte eingelagert sind, brauchen Sie einen Notfall- oder Ablaufplan. Er kann im Ernstfall Stress verringern, Verwirrung vermeiden und viel Zeit sparen. Wer überlegen muss, was wann zu tun ist, verliert wertvolle Zeit. Wer dagegen einen Plan hat, kann sofort zielführend handeln und dadurch Gefahrensituationen schnell entschärfen. Lesen Sie hier, was zu einem Notfallplan für eine Familie gehört:

- **Karten oder Zettel mit aktuellen Kontaktdaten aller Familienmitglieder bereithalten**
- **Festlegen, wie kommuniziert wird, wenn Telefone nicht funktionieren**
- **Strategien für Familienmitglieder mit Erkrankungen, Mobilitätseinschränkungen oder Behinderungen festlegen**
- **Kontrolle und Erneuerung der Notausrüstung (Erste-Hilfe-Kasten, haltbare Lebensmittel, Wasser usw.), Instandhaltung der Beleuchtung und der Kommunikationsgeräte**
- **Instandhaltung besonderer Utensilien für Säuglinge, Kleinkinder und alter Menschen**
- **Versorgungsplan und Vorräte für Haus- und Nutztiere**
- **Fähigkeiten und Werkzeug, um die Gas-, Wasser- und Stromversorgung zu unterbrechen**
- **Fähigkeiten und Material zur Selbstversorgung, falls sie ohne Wasser, Gas und/oder Strom im Haus bleiben**
- **Evakuierungsplan und Fluchtwege, falls Sie das Haus verlassen müssen**
- **Erste-Hilfe-Kenntnisse regelmäßig auffrischen**

82 KLUG PLANEN

Überlegen Sie genau, von welchen Notfällen Ihr Haushalt am ehesten betroffen sein könnte. Bislang kamen Naturkatastrophen am häufigsten vor. Weltweit sind jedes Jahr Tausende von Menschen betroffen. In Bayern braucht man keine Sturmflut zu fürchten, in Schleswig-Holstein ist nicht mit Lawinen zu rechnen. Viele Katastrophen sind vorhersehbar, andere auszuschließen, wieder andere treffen uns aus heiterem Himmel.

Naturkatastrophen wie Tornados, Orkane, schwere Gewitter, Waldbrände, Erdbeben oder extreme Hitze kommen vermehrt vor. In den USA sind durch Hitze und Dürre seit 1970 mehr Menschen ums Leben gekommen als durch andere Naturkatastrophen. Kaum geringer war die Zahl der Todesopfer durch Überschwemmungen und Unwetter. Die Bedrohung durch Krankheiten und Pandemien hat zugenommen. Auch die Bedrohung durch terroristische Anschläge hat dazu geführt, dass mehr Menschen sich aktiv auf Notsituationen vorbereiten.

83 DEN PLAN UMSETZEN

Zur Notfallplanung gehört mehr als Wasserflaschen zu zählen und Batterien auf ihre Funktion hin zu prüfen. Sie und Ihre Familie sollten imstande sein, unverzüglich zu handeln. Beziehen Sie alle Familienmitglieder in die Planung ein.

SCHNELL ZURECHTFINDEN Zeichnen Sie einen Grundriss des Hauses mit allen möglichen Fluchtwegen.

TREFFPUNKT VEREINBAREN Legen Sie einen Treffpunkt in der Nähe des Hauses fest, falls Sie es verlassen müssen.

ZWEITER TREFFPUNKT Einen zweiten Treffpunkt in größerer Entfernung festlegen, falls Sie nicht in Ihr Haus zurückkehren können.

WEGE Legen Sie fest, welchen Weg Sie zu den Treffpunkten nehmen wollen – auch einen Ersatzweg, falls er erste nicht benutzbar ist.

KONTAKTPERSON Wählen Sie eine Person außerhalb der direkten Nachbarschaft, bei der Nachrichten hinterlassen werden können, falls die Familienmitglieder getrennt werden.

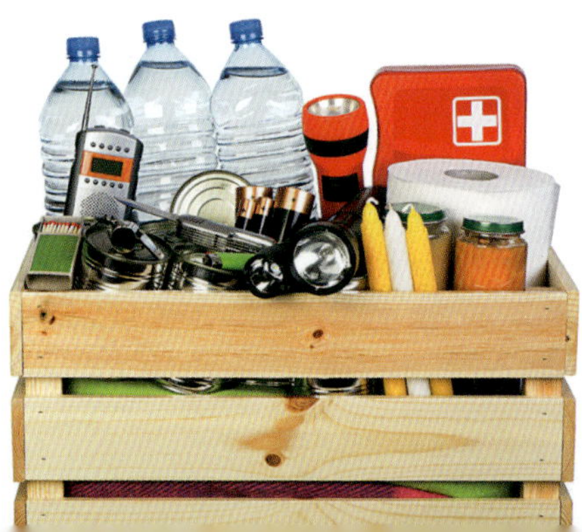

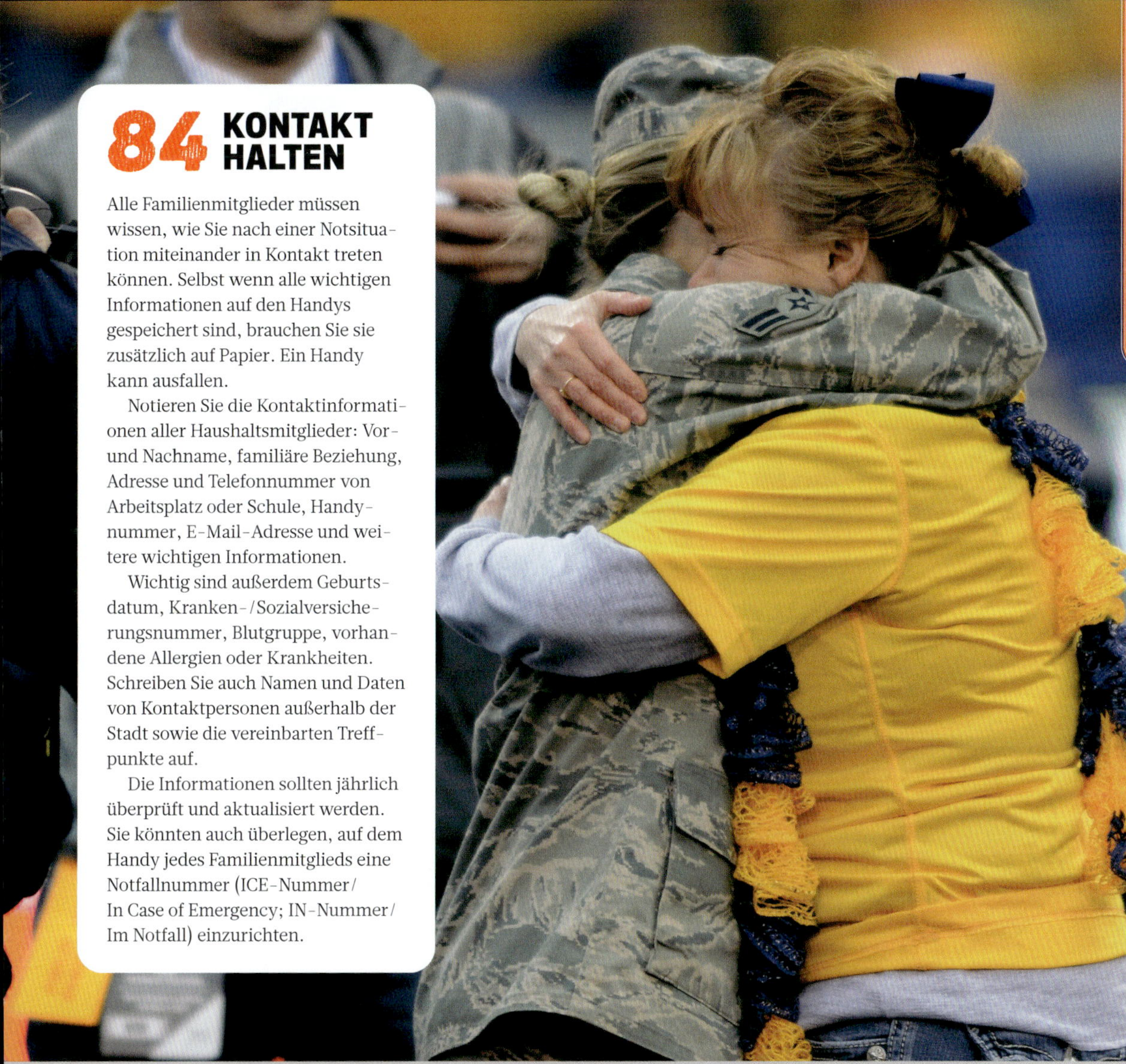

84 KONTAKT HALTEN

Alle Familienmitglieder müssen wissen, wie Sie nach einer Notsituation miteinander in Kontakt treten können. Selbst wenn alle wichtigen Informationen auf den Handys gespeichert sind, brauchen Sie sie zusätzlich auf Papier. Ein Handy kann ausfallen.

Notieren Sie die Kontaktinformationen aller Haushaltsmitglieder: Vor- und Nachname, familiäre Beziehung, Adresse und Telefonnummer von Arbeitsplatz oder Schule, Handynummer, E-Mail-Adresse und weitere wichtigen Informationen.

Wichtig sind außerdem Geburtsdatum, Kranken-/Sozialversicherungsnummer, Blutgruppe, vorhandene Allergien oder Krankheiten. Schreiben Sie auch Namen und Daten von Kontaktpersonen außerhalb der Stadt sowie die vereinbarten Treffpunkte auf.

Die Informationen sollten jährlich überprüft und aktualisiert werden. Sie könnten auch überlegen, auf dem Handy jedes Familienmitglieds eine Notfallnummer (ICE-Nummer/ In Case of Emergency; IN-Nummer/ Im Notfall) einzurichten.

85 KOMMUNIKATION IM KRISENFALL

Bei regional begrenzten Notsituationen können die Handynetze schnell überlastet sein. Wenn Sie mit einem Anruf nicht durchkommen, versuchen Sie es mit einem Messengerdienst. Die Chancen sind meist höher.

Um mehrere Menschen gleichzeitig zu erreichen, können Sie Facebook, Twitter und andere soziale Netzwerke nutzen, oder auch den kostenlosen Online-Registrierungsdienst »Safe and Well«, den das amerikanische Rote Kreuz eingerichtet hat. Sie sollten aber alle Familienmitglieder informieren, welche Option Sie wählen wollen, falls Sie telefonisch nicht zu erreichen sind.

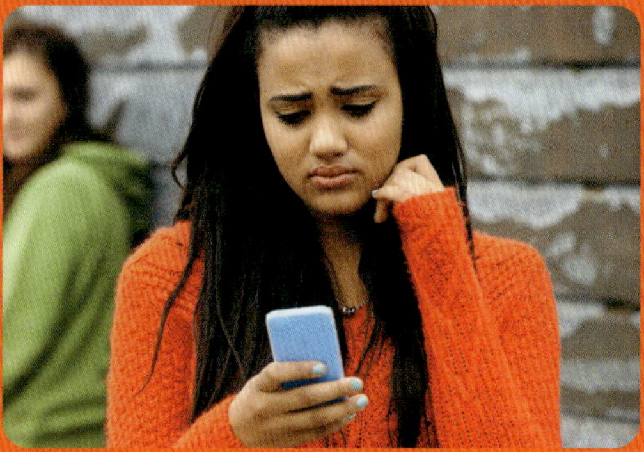

86 ALTERNATIVEN ZUM HANDY

Wenn eine Krise länger andauert, kann es vorkommen, dass Festnetz, Handy oder Internet nicht funktionieren. Es gibt aber noch andere Möglichkeiten, sich mit anderen in Verbindung zu setzen, um beispielsweise Hilfe zu rufen.

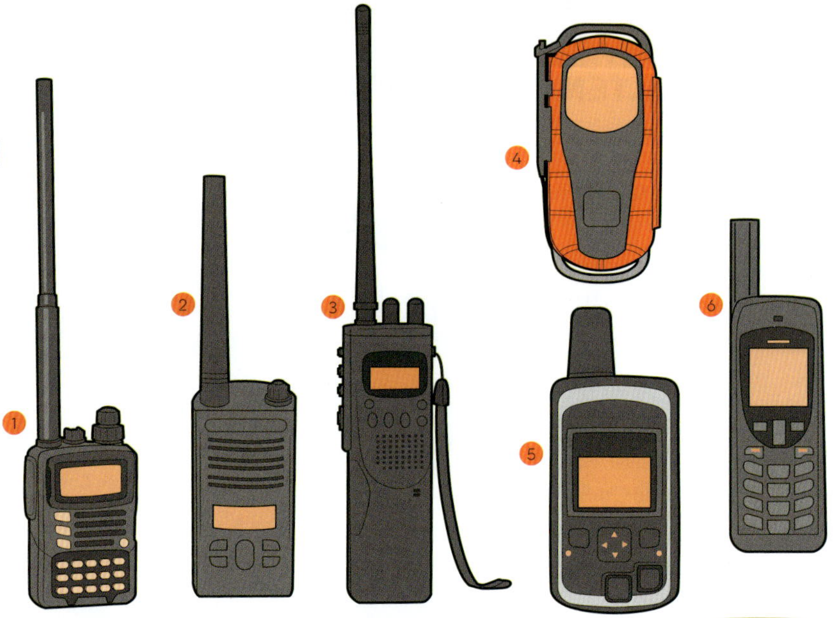

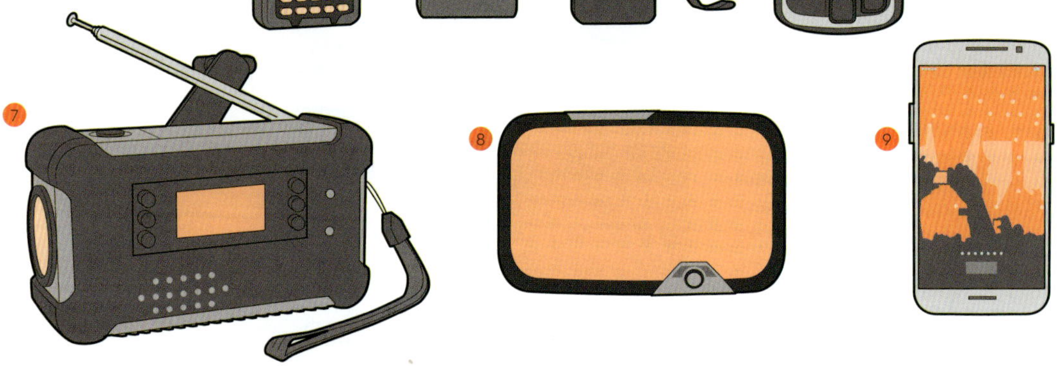

1 AMATEURFUNK Hobby-Amateurfunker werden manchmal belächelt, aber im Katastrophenfall ist Funk eine der zuverlässigsten Kommunikationsmöglichkeiten. Handgeräte haben eine begrenzte Reichweite, aber mit Repeatern kann ein relativ weites Netz aufgebaut werden. Basisstationen mit großen Antennen können weltweit senden. Man braucht jedoch eine Funklizenz.

2 NAHBEREICHSFUNK Verschiedene Funkanwendungen, die ohne Prüfung oder Lizenz betrieben werden dürfen, und die im Gegensatz zum Betriebsfunk nicht auf bestimmte Nutzergruppen beschränkt sind (z. B. Freenet, PMR und DMR. Geringe Reichweite, kein Notrufkanal. Zur einfachen und kostengünstigen Kommunikation mit Teilnehmern in der Nähe geeignet, etwa Nachbarschafts-Wachdienst oder anderen räumlich begrenzten Gruppen.

3 CB-FUNK CB-Funk (Citizen's Band) ist ein kostenfreier Jedermannfunk. Die Technologie ist relativ alt und hat eine schlechtere Audioqualität als modernere Funkdienste. Zudem ist die Reichweite relativ gering und die Handgeräte sind klobig. Da der Kanal 9 als Notrufkanal dient, kann der CB-Funk in Gebieten, in denen kein Handyempfang besteht, dennoch sinnvoll sein, um Hilfe anzufordern.

4 NOTFUNKBAKEN Diese Funkbaken zur Kennzeichnung einer Position wurden ursprünglich in der Seefahrt eingesetzt, um havarierte Schiffe und Flugzeuge oder Schiffbrüchige schnell zu finden. Da moderne Geräte nur noch etwa so groß sind wie ein Mobiltelefon, werden sie heute auch von Wanderern und Skisportlern verwendet. Die Geräte werden von Hand aktiviert und senden ein Alarmsignal, das über Satelliten an eine Rettungsleitstelle weitergeleitet wird. Die Rettung kann kostenpflichtig sein.

5 SATELLITENTRACKER Mit diesen kompakten Geräten werden

GERÄT	ANSCHAF-FUNGS-KOSTEN	GEBÜHREN	LIZENZ NÖTIG?	REICHWEITE (KM)	SENDE-STÄRKE (WATT)	STIMME/ TEXT/DATEN
AMATEUR-FUNK (UKW)	*	keine	ja	abhängig von der Sendeleistung	1–750	ja/nein/ja
FREENET	ab 60 €	keine	nein	0,5–5	1	ja/nein/nein
PMR446	ab 50 €	keine	nein	>2	0,1	ja/nein/nein
DMR446	ab 50 €	keine	nein	>2	0,4	ja/nein/nein
CB-FUNK	ab 60 € plus Antenne	keine	nein	bis 50 (mit fester Dachantenne, sonst deutlich weniger)	4	ja/nein/teils
NOTFUNK-BAKE	ab 100 €	keine	nein	weltweit	N/A	nein/nein/nein
SATELLITEN-TELEFON	600–2400 €	ja	nein	weltweit	N/A	ja/ja/ja
SATELLITEN-TRACKER	ab 300 €	ja	nein	weltweit	N/A	nein/ja/ja
BLUETOOTH MESSAGING	gratis	keine	nein	0,5	N/A	nein/ja/ja

* *Kosten variieren stark: Man braucht mehrere Hardware-Komponenten, teils ist eine Lizenz nötig. Die Lizenz ist kostenpflichtig.*

Positionsdaten über Kommunikationssatelliten übertragen. Die Geräte verfügen über eine Trackingfunktion, mit der andere Personen (z. B. Familie) Positionsveränderungen des Nutzers online verfolgen können. Je nach Modell können sie auch zur Übermittlung von Nachrichten genutzt werden.

6 SATELLITENTELEFON Die Gesprächsgebühren sind weitaus höher als Handygebühren, was in Notsituationen aber zweitrangig ist. Satellitentelefone wurden ursprünglich für Gebiete ohne Mobilfunkempfang entwickelt, sind aber auch ausgesprochen nützlich, wenn das Festnetz zusammenbricht. Wer so ein Gerät nur vorübergehend benötigt, kann es auch mieten.

7 KURBELRADIO Diese Radios kommen ohne Batterien aus, weil sie stattdessen über Solarzellen oder einen durch einen Dynamo betrieben werden. Moderne Modelle bieten verschiedene Zusatzfunktionen, beispielsweise eine LED-Lampe, einen USB-Anschluss zum Laden kleiner Geräte oder Audiobuchsen zum Anschließen eines externen Lautsprechers.

8 WLAN-HOTSPOTS Im normalen Alltag sind sie praktisch, aber bei Störungen der Infrastruktur kann es eine Weile dauern, bis auch an den Hotspots wieder eine Internetverbindung besteht. Sie können überall dort, wo der 4G-Standard verfügbar ist, eine Internetverbindung herstellen. Das Einwählen ist gratis.

9 BLUETOOTH MESSAGING APPS FireChat und andere neue Instant-Messenger-Apps für Smartphones arbeiten mit Bluetooth-Technologie statt über das Internet oder das Mobilfunknetz. Das bedeutet, dass man das Handy auch nutzen kann, wenn kein Mobilfunknetz zur Verfügung steht. Die Apps verfügen außerdem über eine Funktion, mit der man erkennen kann, wer sich in der Nähe befindet. Es ist wichtig, sich rechtzeitig innerhalb der Familie oder Gruppe abzusprechen, damit alle die App installiert haben, bevor möglicherweise der Mobilfunk ausfällt.

87 AKTIV INFORMIEREN

Firmen, Schulen und größere Freizeitstätten, an denen viele Menschen zusammenkommen, stellen oft ihre eigenen Notfallpläne auf. Darum sollten sich Angestellte, Schüler, Studenten und alle anderen, die sich an diesen Orten aufhalten, eingehend über diese Pläne informieren. Manche Institutionen veröffentlichen alles Wesentliche auf ihrer Website, in anderen Fällen muss man zu Infoveranstaltungen gehen oder direkt nachfragen. Wenn Sie gut informiert sind, können Sie besser abschätzen, welche Auswirkungen es hat, wenn Sie sich bei Eintreten einer Krise an dem jeweiligen Ort aufhalten.

Schauen Sie sich die Notfallpläne von Orten an, die Sie oder Ihre Familienmitglieder regelmäßig besuchen: Schule, KiTa, Arbeitsplatz, Kirche, Tagespflege, aber auch Freizeitstätten und Sportanlagen. Auch die Notfallpläne Ihrer Gemeinde und Ihres Bundeslands sollten Sie kennen.

Wenn Sie in der Nähe eines solchen Ortes wohnen, sollten Sie wissen, ob Sie von dessen Notfallmaßnahmen direkt betroffen sind.

Die folgenden Fragen können Ihnen helfen, sich ein genaueres Bild zu machen:

- Welche Gefahren, Notfälle und Naturkatastrophen werden berücksichtigt?
- Wie werden die Betroffenen gewarnt/alarmiert?
- Wie oft werden die Pläne aktualisiert? Werden dabei Vorschläge von den Betroffenen berücksichtigt?
- Welche Regelungen bestehen für Ausgangsbeschränkungen und Evakuierungen?
- Was ist außerdem festgelegt?
- Sind die Pläne in Papierform oder zum Download verfügbar?
- Wo kann man sich zusätzlich/ausführlicher informieren?

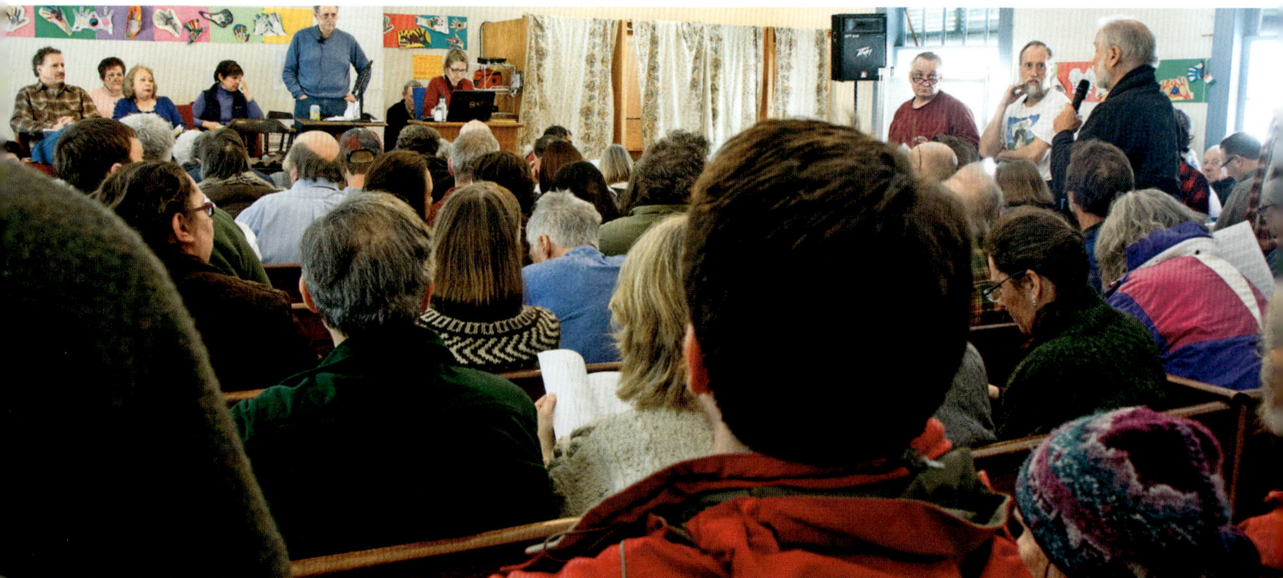

88 DEN ANSTOSS GEBEN

Wenn noch kein Notfallplan existiert, könnten Sie der Leitungsebene vorschlagen, sich des Themas einmal anzunehmen. Vielleicht möchten Sie sich Ihre Mitwirkung anbieten. Es ist sinnvoll, wenn bei solchen Plänen verschiedene Interessen berücksichtigt werden. Wenn die Initiative im ersten Anlauf keinen Erfolg hat, sollten Sie versuchen, innerhalb der Gemeinschaft weitere Unterstützer zu finden. Um ein öffentliches Bewusstsein zu wecken, könnten Sie sich an Politiker oder lokale Medien wenden. Da es um die Sicherheit einer Gemeinschaft geht, sind auch die sozialen Netzwerke ein guter Weg, um ein Problem publik zu machen und Mitstreiter für seine Lösung zu finden.

89 EHRENAMTLICHE MITARBEIT

Im Ehrenamt tun Sie etwas für das Gemeinwohl, profitieren aber auch selbst. Sie erwerben neue Fähigkeiten, können ihr Wissen in Kursen erweitern und an regelmäßigen Übungen teilnehmen, damit die Kenntnisse und Fähigkeiten im Ernstfall schnell und korrekt abrufbar sind. Die Tabelle gibt einen Überblick über einige Organisationen und was Sie dort lernen können.

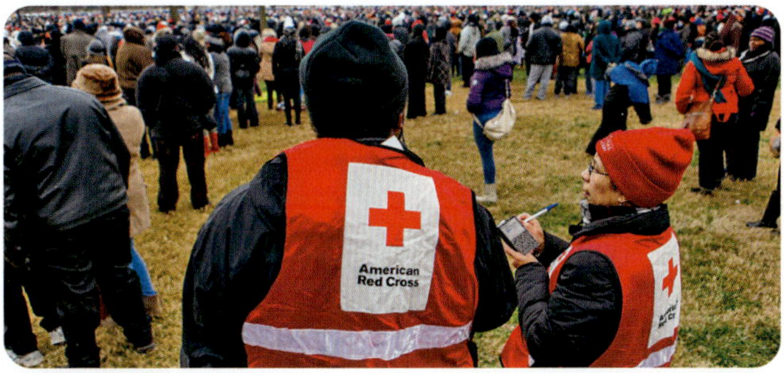

ORGANISATION	MÖGLICHKEIT, ETWAS ZU LERNEN
ARBEITER-SAMARITER-BUND (ASB) ROTES KREUZ, MALTESER UND ANDERE HILFSORGANISATIONEN	Erste Hilfe mit unterschiedlichen Schwerpunkten (Kindernotfälle, im Betrieb usw.); Sanitätshelferlehrgang, Betriebssanitäter, Helfergrundausbildung Technik & Sicherheit, Pflegekurse: Demenz, Palliativbegleitung, Ernährung, Krankenwagenfahrer, Fahrsicherheitstraining, psychologische Betreuung von Opfern
DEUTSCHE LEBENSRETTUNGS-GESELLSCHAFT (DLRG)	Funkausbildung, Bootsführerscheine A und B, Rettungshundearbeit, Ausbildung zum Sanitäter und Sanitätshelfer
FEUERWEHREN (ANGEBOT DIFFERIERT STARK)	Brandschutz, technische Hilfsleistungen, Funkausbildung, Rettungsmedizin, Notfallversorgung, Motorsägen-Führerschein, LKW-Führerschein (bei Ausbildung zum Maschinisten), Fahrsicherheitstraining, Atemschutz
TECHNISCHES HILFSWERK (THW)	LKW-Führerschein (je nach Ort werden die Kosten übernommen, wenn man sich für mehrere Jahre verpflichtet), Motorsäge, Schweißen, Bootsführerausbildungen, Atemschutz, Campbau, Wasser (Trinkwasserversorgung, Wassergefahren, Brunnenrehabilitation)
HUNDESTAFFELN (BEI VERSCHIEDENEN ORGANISATIONEN)	Umgang und Sucharbeit mit Hunden nach Erdbeben, Lawine, Erdrutsch, auch Leichensuche. Man lernt auch Erste Hilfe am Tier.
DEUTSCHE GESELLSCHAFT ZUR RETTUNG SCHIFFBRÜCHIGER (DGZRS)	Ausbildung z. B. zum Rettungsmann, Bootsführer (dazu gehört Funk, Navigation) und Maschinisten. Für Ehrenamtler ist See-Erfahrung erwünscht, aber nicht zwingend erforderlich.
AKADEMIE FÜR KRISENMANAGEMENT, NOTFALLPLANUNG UND ZIVILSCHUTZ	Erste Hilfe mit Selbstschutzinhalten

90 AKTIV LERNEN

Man kann sich mithilfe von Büchern und Apps Grundkenntnisse der Ersten Hilfe aneignen, besser ist aber ein Kurs unter qualifizierter Anleitung, etwa vom Roten Kreuz oder anderen Organisationen. Für welchen Kurs Sie sich entscheiden, hängt davon ab, wie viel Zeit Sie investieren wollen und was Sie persönlich besonders interessiert.

Neben dem Kurs »Sofortmaßnahmen am Unfallort«, den jeder Führerscheininhaber absolviert haben muss, gibt es Ganztags- und Wochenendveranstaltungen, bei denen umfassendere Kenntnisse vermittelt werden. Außerdem bieten einige Organisationen Kurse in Erster Hilfe bei Säuglingen und Kleinkindern sowie bei Haustieren an.

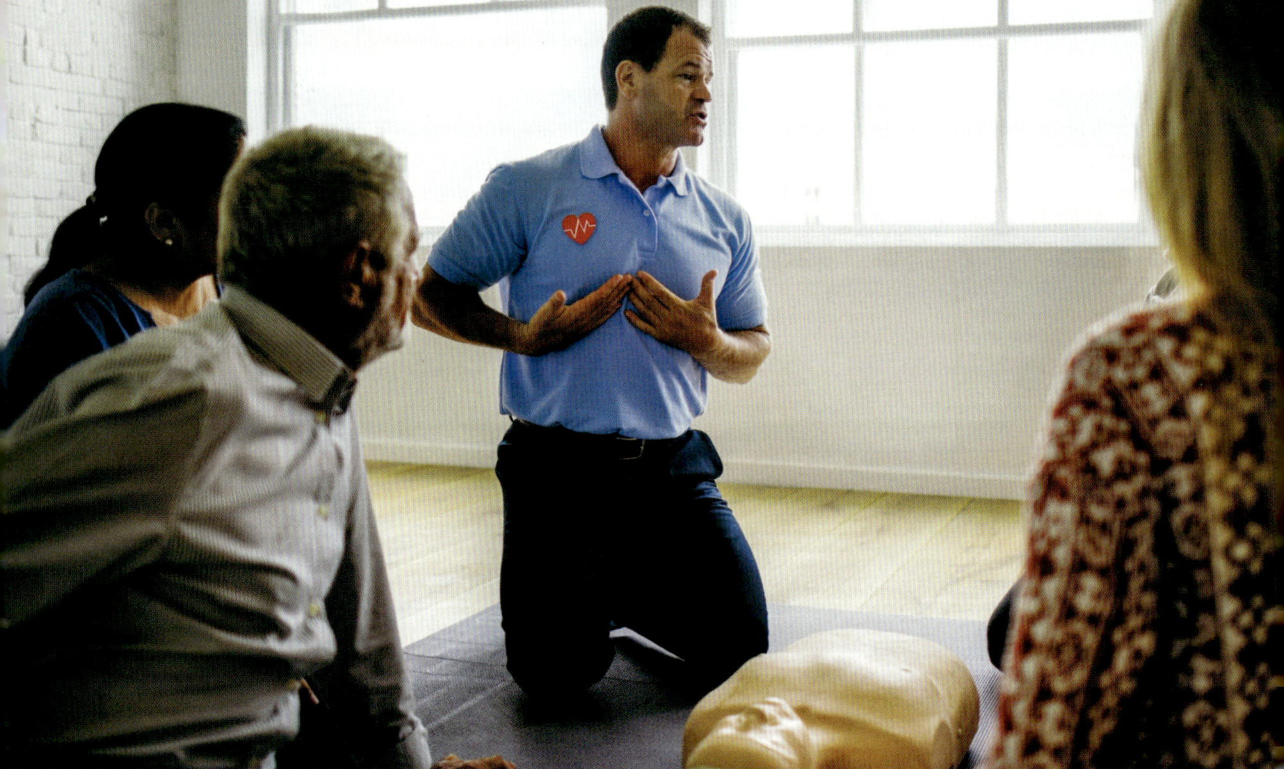

91 WEITER QUALIFIZIEREN

Wenn Ihnen Grundwissen nicht ausreicht, können Sie in speziellen Kursen weitere Kenntnisse erwerben.

SANITÄTSHELFER Dies ist die Mindestqualifikation für eine Mitarbeit im Krankentransport und Grundvoraussetzung für die ehrenamtliche Mitarbeit bei verschiedenen Rettungsdiensten. Die als Bildungsurlaub anerkannten Kurse schließen mit einer mündlichen und schriftlichen Prüfung ab.

TECHNISCHE SPEZIALISIERUNG Einige Katastrophenschutzorganisationen bieten Möglichkeiten an, sich beispielsweise auf eher technisch orientierte Tätigkeiten wie Bergungseinsätze, Einsätze bei Überschwemmungen und Überflutungen oder das Beseitigen von Hindernissen (um den Weg für Rettungskräfte frei zu machen) zu spezialisieren.

SURVIVAL-TRAINING Kurse für das Überleben in der Wildnis sind sinnvoll für Menschen, die gern campen, wandern oder aus anderen Gründen oft in abgelegenen Gebieten unterwegs sind. Hier liegt der Schwerpunkt darauf, zu improvisieren und mit geringsten Mitteln sich und anderen zu helfen. Solche Kurse werden von kommerziellen Veranstaltern angeboten

92 SICHERHEIT VERMITTELN

Ob jemand nur einen Kratzer oder eine lebensgefährliche Verletzung hat: Neben der Wundversorgung ist es wichtig, die betroffene Person zu trösten und zu beruhigen. Dabei geht es weniger um »Techniken«, die man in einem Erste-Hilfe-Kurs lernen kann, sondern um Fürsorglichkeit und behutsame Annäherung. Verletzte Personen sind oft verwirrt oder verängstigt, auch wenn das nicht auf den ersten Blick zu erkennen ist.

Um den Patienten zu beruhigen, versichern Sie ihm, dass er in Sicherheit ist, dass Sie bei ihm bleiben und dass qualifizierte Hilfe (falls nötig) unterwegs ist. Vielleicht müssen Sie Offensichtliches wiederholen und übertreiben, weil der Patient unter Schock steht und überfordert ist. Sprechen Sie mit ruhiger Stimme, damit der Patient seine Angst verliert. Dadurch kann er das traumatische Erlebnis später besser verarbeiten. In solchen Momenten können Sie sehr viel bewirken.

Beschränken Sie sich auf ehrliche Aussagen, die so positiv sind, wie die Umstände es zulassen. Jemand, der nach einem Erdbeben unter einem Balken eingeklemmt ist, wird schwer zu beruhigen sein, wenn Sie nicht wissen, wann Rettungskräfte eintreffen oder ob mit einem Nachbeben zu rechnen ist. Trotzdem sollten Sie auch in schwierigen Situationen versuchen, dem Verletzten das Gefühl zu vermitteln, dass er sich bei Ihnen in guten Händen weiß.

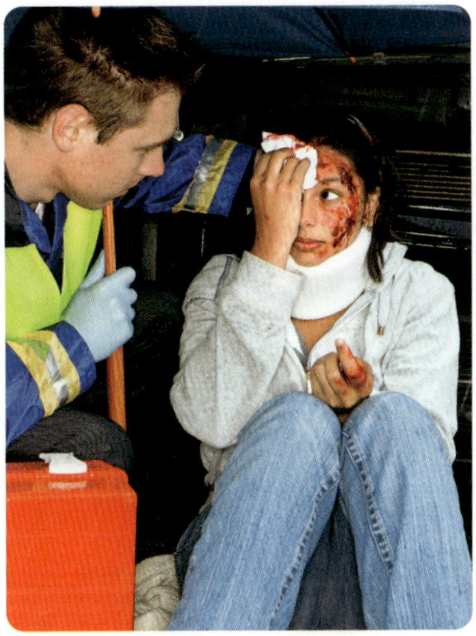

93 NOTFALLPASS SUCHEN

Wenn eine Person bewusstlos ist oder aus anderem Grund nicht sprechen kann (z. B. wegen einer allergischen Reaktion), gehen Sie sofort auf die Suche nach einem Notfallarmband oder einem Anhänger – an einer Halskette, am Schlüsselbund, bei Kindern auch am Schnürsenkel. Schauen Sie im Portemonnaie nach einem Notfallausweis. Darin finden Sie neben dem Namen des Patienten und einer Kontaktperson auch Angaben zu Erkrankungen (Allergie, Epilepsie, Diabetes usw.) und zu erforderlichen Medikamenten.

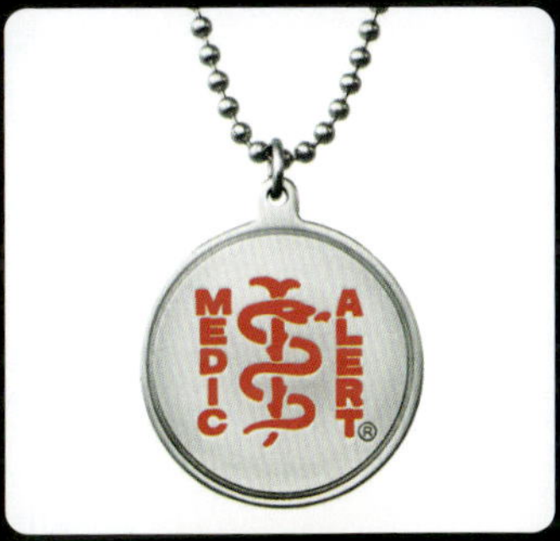

94 AUSSTATTUNG FÜR FORTGESCHRITTENE

Wenn Sie sich umfangreichere Kenntnisse angeeignet haben, könnten Sie Ihre Notfallausrüstung um diejenigen Dinge erweitern, mit denen sie den Umgang sicher erlernt haben. Nützliche Hilfsmittel sind beispielsweise:

- Verschiedene Verbandsmaterialien
- Kühlkissen (chemisch aktivierbar)
- Kochsalzlösung (zum Ausspülen von Wunden)
- Aderpresse
- Stethoskop
- Glukosetabletten (für Diabetiker)
- Hämostatischer Verband (Stillung stark blutender Wunden)
- Tubus (zum Freihalten der Atemwege)
- Stiftlampe
- Aktivkohle (bei Vergiftungen)
- Blutdruckmessgerät

95 VORBEREITUNG SCHRITT FÜR SCHRITT

Die umfassende Vorbereitung auf einen Katastrophen- oder Krisenfall ist zeitaufwändig. Sie können die Arbeit aber auch in kleinere Häppchen aufteilen. Mit diesem Terminkalender wird alles bedacht und regelmäßig kontrolliert. Schauen Sie zu Beginn jedes Monats auf den Kalender und teilen Sie die anstehenden Aufgaben in der Familie auf.

MONAT	BEREICH	AUFGABE	ÜBERPRÜFEN
JANUAR	**KOMMUNIKATIONSPLAN**	Pläne mit allen Haushaltsmitgliedern besprechen und aufstellen	Bestehende Pläne kritisch prüfen
FEBRUAR	**WASSERVERSORGUNG**	Normalen Wasserverbrauch ermitteln und einen 5–7-Tagesvorrat anlegen	Wasservorrat austauschen oder ergänzen, falls nötig
MÄRZ	**LEBENSMITTELVORRÄTE**	Vorratsschrank checken und einen 5–7-Tagesvorrat anlegen	Lebensmittelvorräte austauschen oder ergänzen, falls nötig
APRIL	**EVAKUIERUNGSROUTEN**	Je zwei Fluchtrouten ermitteln: aus dem Haus in die Umgebung und aus der Region	Bestehende Pläne zusammen anschauen und besprechen
MAI	**ERSTE-HILFE-SET**	Eine Grundausstattung zusammenstellen	Das Set sichten. Bei Bedarf Teile erneuern oder ergänzen
JUNI	**PERSONENDOKUMENTE UND SCHLÜSSEL**	Fotokopien und Scans aller wichtigen Personendokumente anfertigen. Schlüssel nachmachen lassen	Den Bestand prüfen und eventuell ergänzen
JULI	**AUSRÜSTUNG UND WERKZEUGE**	Den Bestand erfassen und eventuell ergänzen	Den Bestand prüfen und eventuell ergänzen
AUGUST	**DESINFEKTION UND HYGIENE**	Alles Nötige in einem großen, wasserdichten Behälter verstauen.	Den Bestand prüfen und eventuell ergänzen
SEPTEMBER	**MEDIKAMENTE**	Auflisten, was jeder regelmäßig braucht. Einen Notvorrat anlegen	Medikamente vor Ablauf verbrauchen und neue bevorraten
OKTOBER	**KLEIDUNG UND BETTZEUG**	Kleidung für verschiedene Wetterlagen und Bettzeug für jede Person packen	Prüfen, ob die Kleidung noch passt. Schäden beheben. Bei Bedarf waschen
NOVEMBER	**GEFAHRENSTELLEN IM HAUS**	Gefahrenstellen im und ums Haus herum erkennen und möglichst entschärfen	Bekannte Gefahrenstellen überprüfen, nach neuen Ausschau halten
DEZEMBER	**NOTFALLSET FÜR HAUSTIERE**	Einen 5–7-Tagesvorrat an Futter und Einstreu anlegen	Bei Bedarf austauschen, erneuern

96 SICHERHEITSNETZ SPANNEN

Selbst wenn Sie einen Notfallplan aufgestellt, Vorräte angelegt, Material beschafft und nützliche Techniken gelernt haben: Es kann immer etwas Unerwartetes eintreten. Denken Sie darum bei jeder Planung daran, dass Sie vielleicht einen Plan B brauchen. Falls möglich, dürfen es gern auch mehrere Ausweichpläne sein. Natürlich kann man sich nicht auf alle Eventualitäten vorbereiten, es ist aber sinnvoll, frühzeitig und in Ruhe verschiedene Alternativen zu durchdenken und entsprechende Vorbereitungen zu treffen, damit man auch unter Stress rasch vernünftige Entscheidungen fällen kann. Denken Sie unter diesem Aspekt auch über Ressourcen nach. Im Ernstfall kann es beispielsweise überlebenswichtig sein, verschiedene Möglichkeiten zu kennen, um Wasser trinkbar zu machen. Ebenso ist empfehlenswert, dass nicht nur ein Familienmitglied solide Kenntnisse in Erster Hilfe besitzt. Frank Kafka hat es auf eine einfache Formel gebracht: »Haben und nicht brauchen ist besser als brauchen und nicht haben.«

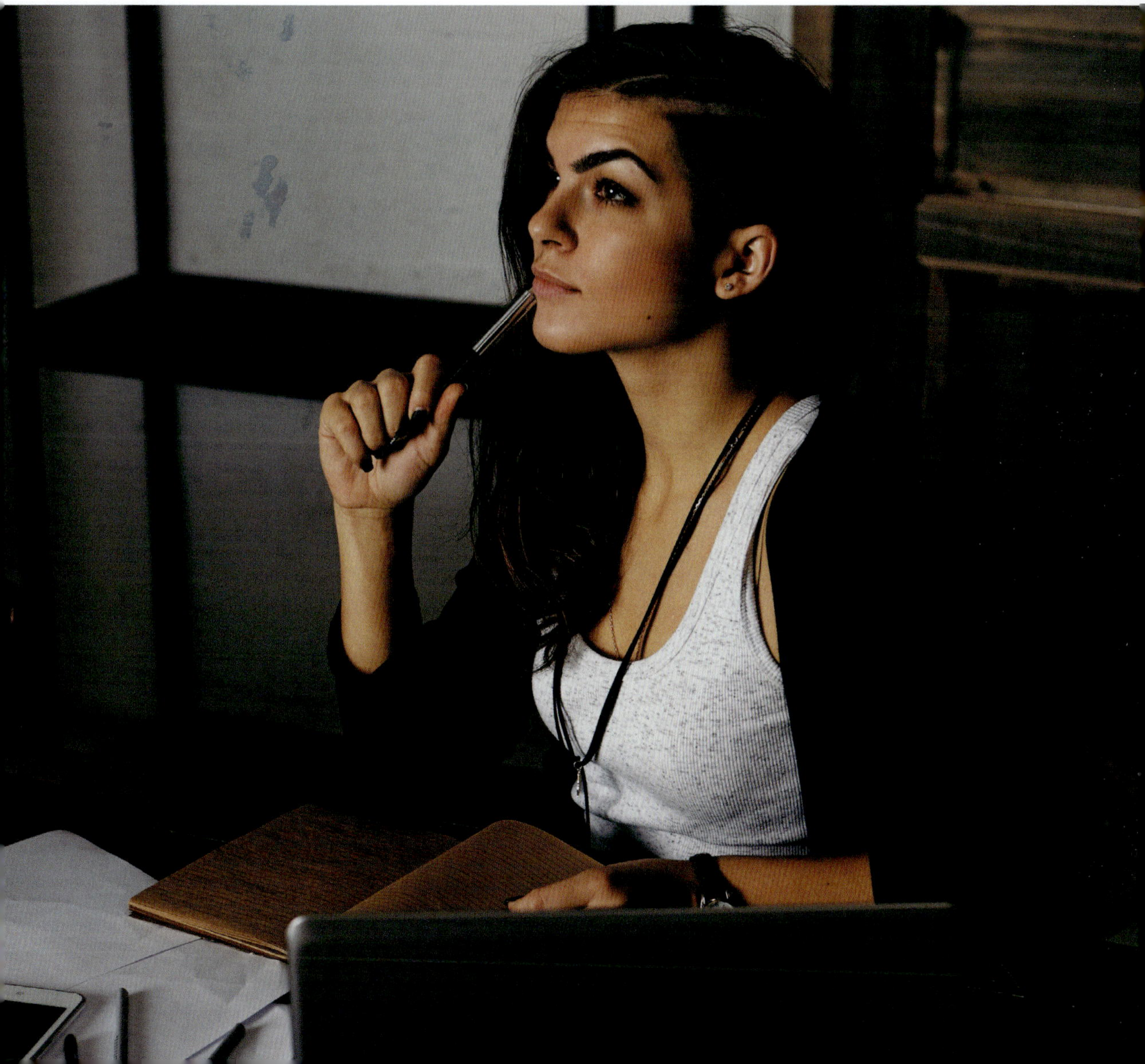

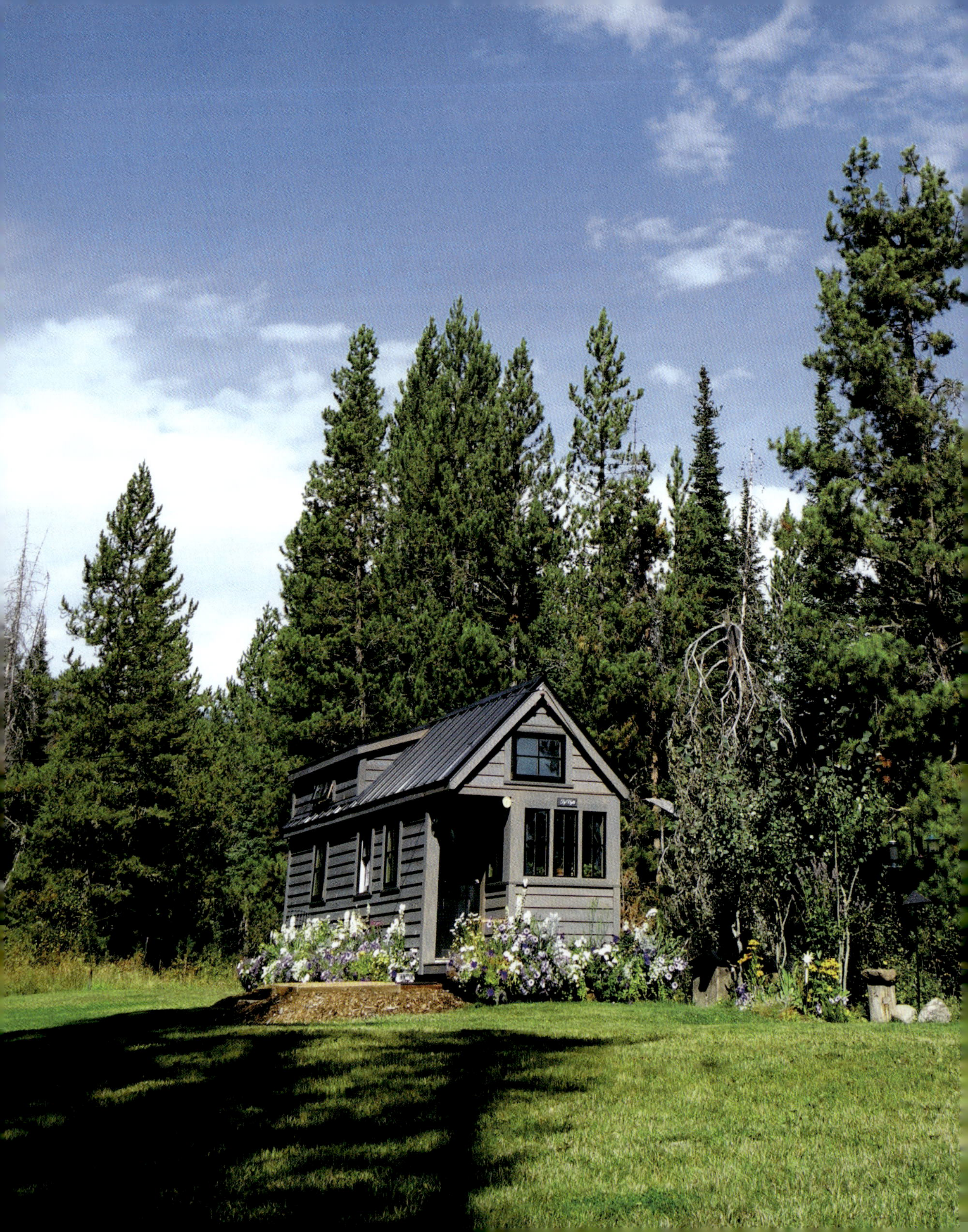

WERDEN SIE AUTARK

UNABHÄNGIG DURCH SELBSTVERSORGUNG

Gerade in Krisensituationen überlegen viele Menschen, wie sie durch Selbstversorgung unabhängiger werden könnten. Manchen gefällt das durch Social Distancing verordnete zurückgezogene Leben sogar ganz gut.

Selbstversorgung kann bedeuten, einen Gemüsegarten anzulegen oder Techniken zum langfristigen Haltbarmachen von Lebensmitteln zu erlernen. Aus dem Wunsch nach Unabhängigkeit können sich aber auch viel größere Veränderungen ergeben, beispielsweise die »Abkopplung« von öffentlichen Versorgungsnetzen. Über alle Facetten der Selbstversorgung sind viele Bücher geschrieben worden, darum wollen wir uns hier nur auf einige Grundlagen beschränken, die uns besonders bedenkenswert erscheinen.

ENERGIE UND WASSER Ohne diese beiden Ressourcen kann kein Haushalt lange existieren. Normalerweise kaufen wir sie bei kommerziellen Unternehmen, die uns eine gewisse Versorgungssicherheit bieten. Wir stellen einige Alternativen vor.

LEBENSMITTEL Wer Nutzpflanzen ziehen und Vieh halten will, muss Zeit investieren, hat aber immer etwas zu essen, denn die Erträge kann man konservieren und trocknen. Wer gut plant und Ernteschwemmen nutzt, kann sich abwechslungsreich ernähren.

EIGENE ERNTE Neben Nutzpflanzen zum Essen kann man auch Heilpflanzen selbst anbauen, um sich im Krankheitsfall zumindest teilweise selbst zu helfen. Für Teil-Selbstversorger sind Einkaufsfahrten deutlich seltener nötig.

97 ÜBERLEGT VORGEHEN

Sie wollen sich also trauen, den Traum von der Selbstversorgung zu verwirklichen. Und nun? Bevor Sie auch nur einen Cent für Land, Feuerholz oder Vieh ausgeben, überlegen Sie gründlich, was Sie wirklich brauchen, was Sie sich wünschen und was Sie körperlich leisten können. Wer in einer dicht besiedelten Stadt lebt, träumt vielleicht von ein paar Kilometern Abstand zum nächsten Nachbarn. Aber ist so viel Einsamkeit wirklich notwendig? Für einen ehemaligen Städter ist eine halbe Tagesreise bis zur nächsten Ortschaft vielleicht doch zu viel. Menschen, die mit ihren Lebensumständen unzufrieden sind und die Flucht ergreifen, machen oft den Fehler, es zu mit radikalen Veränderungen übertreiben. In der Stadt war es Ihnen zu eng, aber müssen Sie sich nun völlig isolieren, um glücklich zu werden? Für die meisten Menschen ist ein Mittelweg zwischen Stadt und totaler Wildnis die richtige Wahl. Das romantische Idealbild »zurück zum einfachen Leben« kann sich schnell als arbeitsintensiv entpuppen und langfristig zur Überforderung und Belastung werden. Darum ist es sinnvoller, eine Lösung zu finden, in der auch moderner Komfort noch eine Rolle spielen darf.

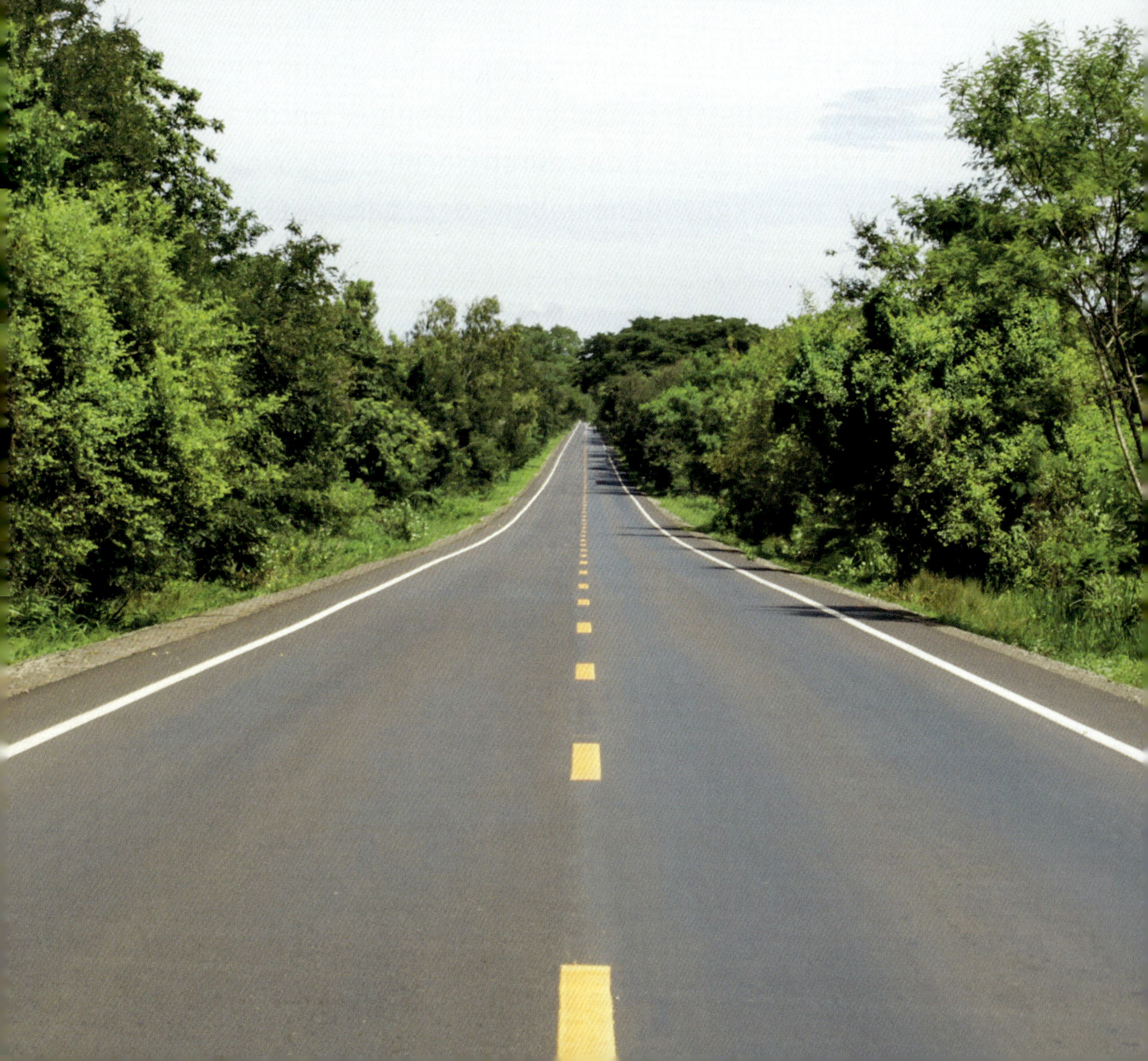

98 KRITISCHE BESTANDSAUFNAHME

Ein ungeeignetes Grundstück lässt sich auch mit extrem viel Arbeit und Hingabe nicht in ein Selbstversorgerparadies verwandeln. Darum ist es wichtig, bei der Grundstückssuche alle Vor- und Nachteile zu prüfen und abzuwägen.

WASSER Ideal ist ein natürliches Gewässer, etwa ein Bach, ein Teich oder ein Flussufer. Einen sumpfigen Bereich könnte man ausbaggern und so in einen klaren Teich verwandeln. Versuchen Sie herauszufinden, ob das Wasser ganzjährig oder nur zu bestimmten Jahreszeiten vorhanden ist.

FREIER HIMMEL Wenn ungefähr eine Hälfte des Geländes mit Bäumen bewachsen und die andere Hälfte frei ist, haben Sie die besten Optionen. Die freie Fläche sollte nach Süden ausgerichtet sein, um sie als Garten und zur Gewinnung von Sonnenenergie nutzen zu können.

ZUFAHRT UND BESCHRÄNKUNGEN Erkundigen Sie sich nach behördlichen Nutzungsbeschränkungen. Dürfen Sie überhaupt (zusätzliche) Gebäude errichten oder eine Zufahrt bauen? Falls eine Straße existiert: Wird sie von der Gemeinde instandgehalten? Oder müssen Sie sich – eventuell zusammen mit den Nachbarn – selbst darum kümmern oder bezahlen? Gibt es Einschränkungen in Bezug auf die landwirtschaftliche Nutzung? Falls Sie Tierhaltung planen: Welche Tierarten und wie viele Tiere sind erlaubt? Falls das Grundstück nur über das Gelände eines Nachbarn erreichbar ist: Ist ein Wegerecht im Grundbuch eingetragen? Und das sind noch längst nicht alle relevanten Fragen!

WETTER Natürlich wird das Wetter hauptsächlich von der geografischen Lage bestimmt, aber durch landschaftliche Merkmale (z. B. Berge) entstehen Mikroklimata. Informieren Sie sich so genau wie möglich über die durchschnittlichen Regenmengen, die Höchst- und Tiefsttemperaturen sowie die Windverhältnisse. Erkundigen Sie sich, ob in der Region häufiger Überschwemmungen, Stürme oder andere Wetterextreme vorkommen. Finden Sie heraus, ob Schotterstraßen in der nassen Jahreszeit ausgewaschen oder überspült werden oder ob Sie im Winter einschneien könnten. Pürfen Sie, ob es in der Hauptwindrichtung natürliche Elemente wie Hügel oder hohe Bäume gibt, die starke Winde bremsen. Wenn auf dem Grundstück Laubbäume stehen, versuchen Sie, es im Winter zu besichtigen. Sie bekommen einen besseren Eindruck vom Gelände, wenn die Bäume kahl sind.

DIE AUSSENWELT Denken Sie langfristig. Wenn Sie älter werden oder erkranken, sollte der Weg zur Arztpraxis oder in ein Krankenhaus nicht zu weit sein. Wünschenswert sind außerdem Schulen (falls Sie Kinder haben), Einkaufsmöglichkeiten, Tankstellen oder Restaurants in nicht allzu großer Entfernung. Vielleicht denken Sie jetzt »Restaurants? Aber wir wollen doch essen, was wir anbauen oder erlegen!« Das sind hehre Vorsätze, aber bleiben wir realistisch. Wenn wochenlang nichts anderes als Hirsch auf den Tisch kommt, wird er Ihnen zum Hals heraushängen. (Apropos Hirsch: Haben Sie überhaupt einen Jagdschein?) Wir können Ihnen aus Erfahrung versichern, dass ein Restaurant in erreichbarer Entfernung ein Segen sein kann. Die Kernfrage lautet also: Wie viel Selbstversorgung ist für Sie langfristig realistisch, und worauf möchten Sie definitiv nicht verzichten?

RÜCKZUGSORT Vielleicht gehören Sie auch zu den Menschen, die ein Grundstück auf dem Land nur für eine Auszeit oder tatsächlich als Fluchtort in einer Krise nutzen möchten. In diesem Fall spielen die Ressourcen eine besonders große Rolle. Außer trinkbarem Wasser sollten Wald, essbare Wildpflanzen und reichlich Wild vorhanden sein. Es darf nicht zu weit entfernt liegen, damit Sie es im extremen Notfall auch zu Fuß erreichen können. Und schließlich sollten Grundstück und Gebäude gut befestigt und sicher abschließbar sein, falls Sie dort Vorräte und Gerätschaften für den Notfall lagern.

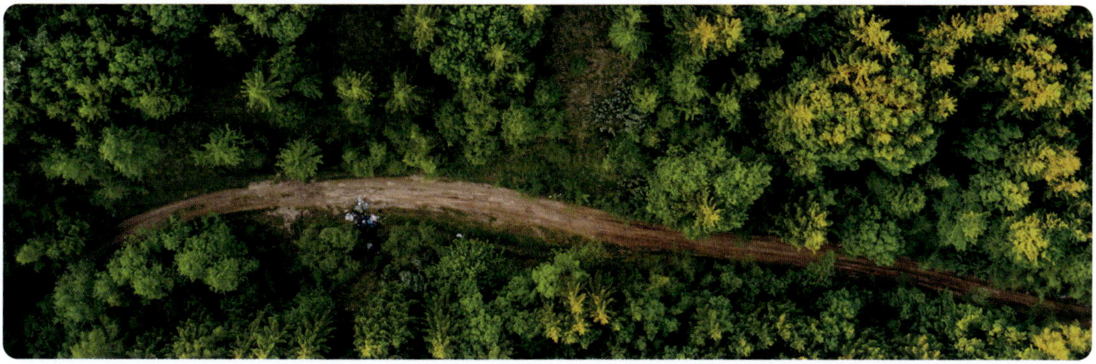

99 SONNENLICHT NUTZEN

Gerade bei Naturkatastrophen kommt es häufiger vor, dass der Strom für längere Zeit ausfällt. Wenn man bedenkt, wie oft wir auf tragbare Geräte angewiesen sind, ist ein kleiner solarbetriebener Generator eine sehr sinnvolle Anschaffung.

Im Fachhandel gibt es vielseitige Power-Stationen, die nicht nur mit festen oder beweglichen Solarpanels geladen werden können, sondern auch mit Netzstrom oder an 12-Volt-Buchsen, etwa im Auto oder auf einem Boot. Bei einigen nimmt das Aufladen über die Solarmodule weniger Zeit in Anspruch als das Aufladen an der Steckdose. Die meisten Modelle sind einfach zu handhaben, haben ein informatives Display und austauschbare Akkus. Einige können mit anderen Akkus gekoppelt werden, um die Kapazität zu erhöhen. Verschiedene Ausgänge, z. B. USB und 12 Volt, sind Standard. Im Gegensatz zu Generatoren mit Verbrennungsmotor können sie in geschlossenen Räumen betrieben werden und machen keinen Lärm.

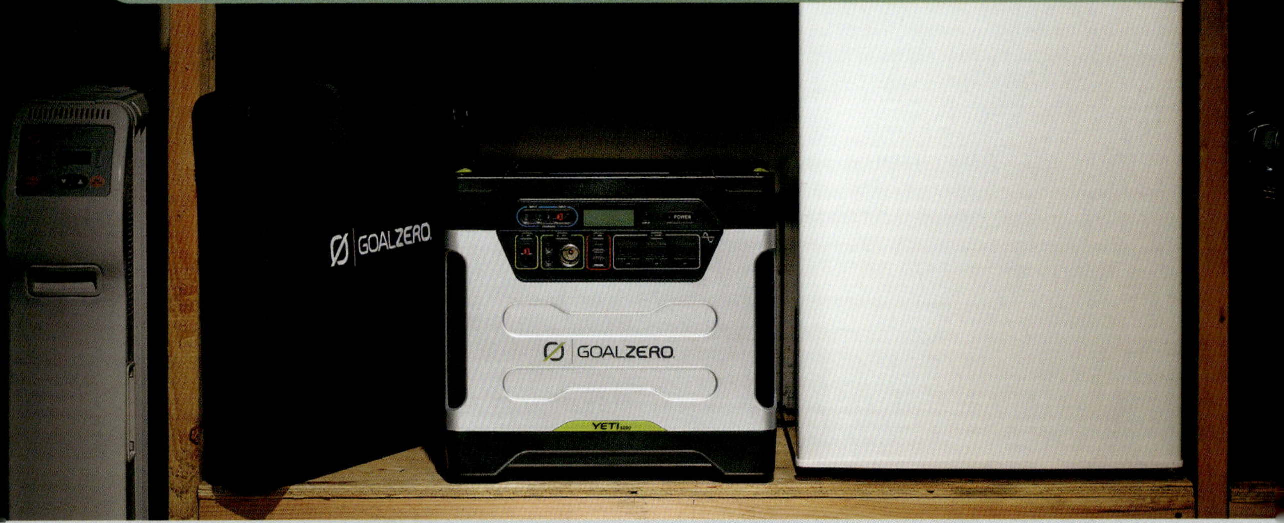

100 ENERGIE AUS DER TASCHE

Für unterwegs ist ein Solargenerator zu groß und zu schwer. In diesem Fall brauchen Sie eine Energiequelle, die in die Tasche oder den Fluchtrucksack passt.

Eine handliche Powerbank ist auch im Alltag praktisch, beispielsweise wenn Sie aus beruflichen Gründen häufig im Gelände unterwegs sind, wo keine andere Möglichkeit zum Aufladen von elektronischen Geräten besteht. Auch beim Camping, Wandern und bei anderen Freizeitaktivitäten im Freien kann eine Powerbank gute Dienste leisten.

Solar-Powerbanks sind meistens mit einem Karabiner ausgestattet, mit dem sie außen an einem Rucksack befestigt werden. So können sie sich bei Tageslicht aufladen, während Sie mit anderen Dingen beschäftigt sind. Am besten kaufen Sie eine Powerbank mit mehreren Anschlussmöglichkeiten und hochwertigen Akkus, die auch mit Netzstrom geladen werden können.

Sinnvoll ist außerdem eine Ladestandsanzeige. Einige Modelle sind mit Extrafunktionen ausgestattet, beispielsweise einer Taschenlampe.

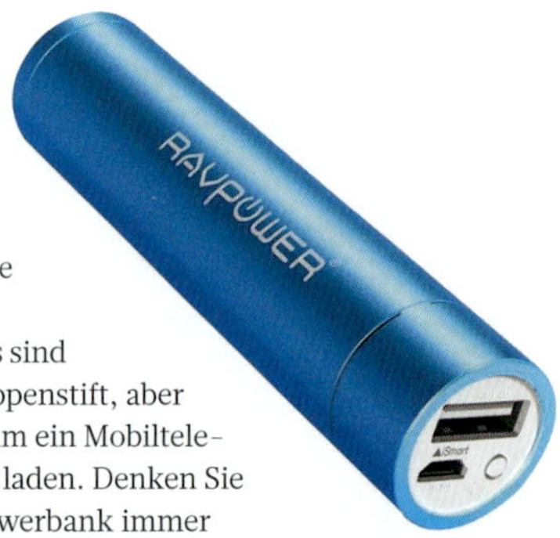

Manche Powerbanks sind kaum größer als ein Lippenstift, aber leistungsfähig genug, um ein Mobiltelefon (je nach Modell) zu laden. Denken Sie aber daran, dass die Powerbank immer vollständig geladen sein muss, damit sie kurzfristig einsatzbereit ist.

101 PLAN B BEI STROMAUSFALL

Diese Heimwerkerlösung wird Sie bei einem langfristigen Stromausfall zwar nicht retten, aber Sie können ungefähr eine Woche lang die wichtigsten elektronischen Geräte damit aufladen. Manchmal ist eine eingeschränkte, aber verlässliche Stromversorgung Gold wert.

Wenn Sie das System im Haus betreiben wollen, verwenden Sie einen AGM-Akkumulator in geschlossener Bauform, denn konventionelle Blei-Säure-Akkus können giftige Dämpfe abgeben. Solche 12-Volt-Akkus mit zum Beispiel 55 Ah (Amperestunden) sind in Baumärkten und Geschäften für Auto- oder Bootsbedarf erhältlich. Sie können auch die Batterie aus einem Ihrer Fahrzeuge ausbauen. Leistungsfähigere Akkus sind teurer und größer. Außerdem benötigen Sie ein Ladegerät für die Steckdose, einen Adapter für den Zigarettenanzünder, ein Ladegerät für Mobiltelefone und ein Voltmeter, um die Installation und den Ladestand zu testen.

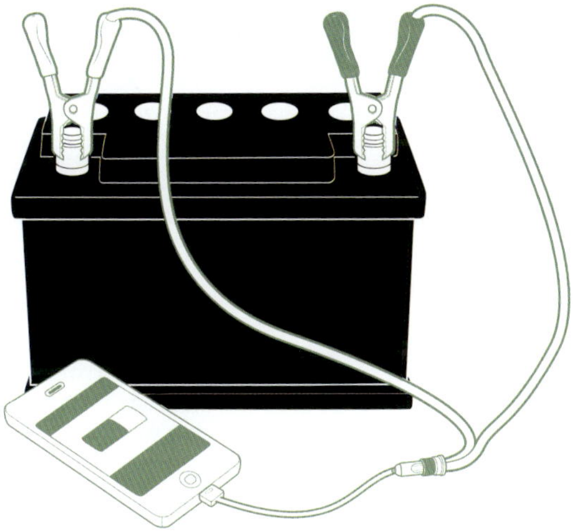

Beim Hantieren mit der Autobatterie eine Schutzbrille aufsetzen und sehr vorsichtig sein: Sie enthält Säure.

STEP 1 Zuerst mit dem Voltmeter prüfen, ob die Autobatterie voll geladen ist. Wer sie lagert, sollte sie alle drei Monate prüfen. Wenn die Ladung unter 12,4 Volt liegt, die Batterie nachladen, damit sie auch einsatzbereit ist, wenn plötzlich das Licht ausgeht. Alternativ können Sie einen Smart Charger verwenden, der die Batterie bei sinkendem Lagestand automatisch nachlädt. Dann ist sie jederzeit einsatzbereit.

STEP 2 Den Zigarettenanzünder-Adapter an der Autobatterie anschließen – einfach mit den Krokodilklemmen. Unbedingt auf die Polarität achten! Der Pluspol ist meist rot markiert.

STEP 3 Das Ladegerät fürs Telefon einstecken (wie im Auto) und das Gerät aufladen. Mit einer voll geladenen Autobatterie kann ein modernes Smartphone etwa 25-mal aufgeladen werden. Allerdings spielen Anzahl und Kapazität der aufgeladenen Geräte eine Rolle. Eine größere Bootsbatterie ermöglicht mehr Ladevorgänge.

STEP 4 Von Zeit zu Zeit die Autobatterie mit dem Voltmeter prüfen, damit er nicht zu tief absinkt. Bei einer gelagerten Batterie sollte er nie unter 12,4 Volt sinken.

102 AKKUS UND KAPAZITÄTEN

Die Ladekapazität von Akkus wird in Milli-Amperestunden (mAh) angegeben. Um einzuschätzen, wie lange das Aufladen eines oder mehrerer Geräte mit der Autobatterie dauert, addieren Sie die Kapazität der Geräte und vergleichen Sie sie mit der Batterie, die Sie zum Laden verwenden. So können Sie überblicken, wie viele Ladevorgänge möglich sind, bevor die Autobatterie wieder geladen werden muss. Im Idealfall sollen die Geräte einen Ladestand von 80 % oder mehr erreichen. Falls Sie es mit größeren Akkus zu tun haben: 1 Ah = 1000 mAh.

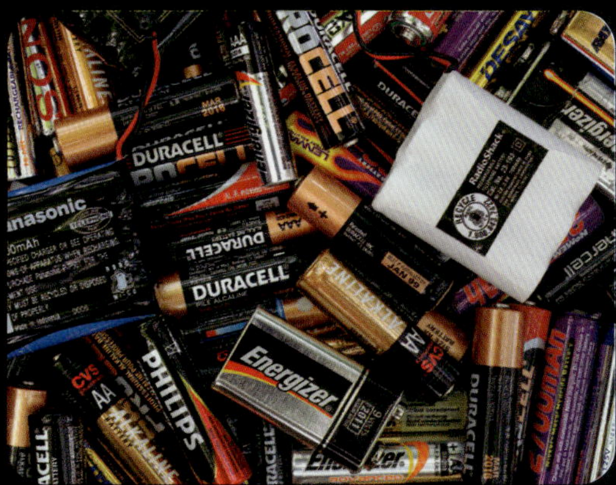

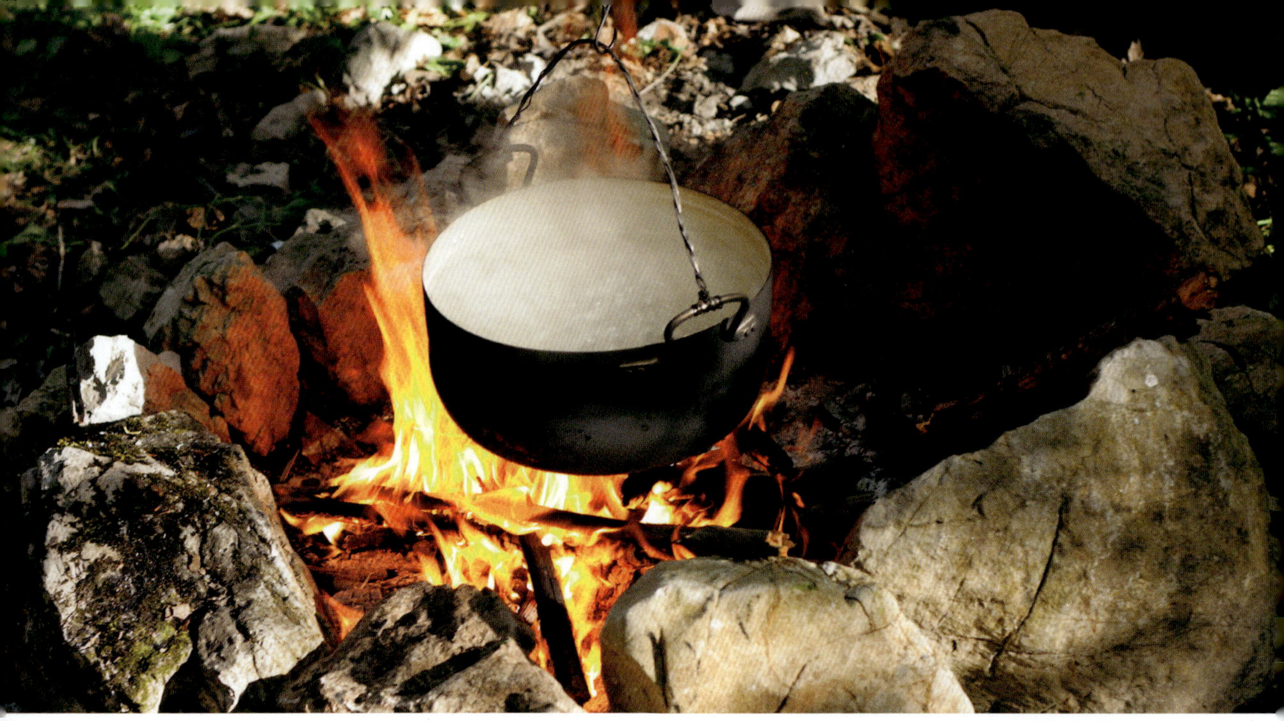

103 SAUBERES WASSER

Wenn alle Trinkwasservorräte verbraucht sind und keine zuverlässige Versorgung mit sauberem Wasser möglich ist, müssen Sie möglicherweise Wasser unbekannter Herkunft aufbereiten – und zwar unabhängig davon, wofür Sie es verwenden wollen. Es könnte unangenehm riechen oder schmecken, aber auch Schadstoffe oder Mikroorganismen enthalten.

Es gibt verschiedene Methoden zur Wasseraufbereitung. Keine ist perfekt, darum empfiehlt es sich, mehrere zu kombinieren, sofern die Zeit ausreicht. Zuerst werden mit Kaffeefiltern, Käseleinen oder irgendeinem verfügbaren sauberen Stoff größere Partikel herausgefiltert.

UV-LICHT Die Wasserentkeimung mit UV-Licht geht schnell und einfach. Sie funktioniert mit Sonnenlicht, Sie können aber auch einen sogenannten SteriPEN verwenden, mit dem Sie 1 l Wasser nur etwa 90 Sekunden rühren müssen.

ABKOCHEN Am sichersten ist es, Wasser 5 Minuten sprudelnd kochen zu lassen. Besser schmeckt es, wenn ihm wieder Luft zugeführt wird. Dazu gießet man es einfach zwischen zwei sauberen Behältern hin und her.

CHLOR Sie können es mit normalem Chlorreiniger versuchen, der 5–6 % Natriumhypochlorit enthält. Keine Produkte verwenden, die Duftstoffe, farbschonende Substanzen oder weitere Reinigungsstoffe enthalten. Verwenden Sie eine neue, noch geschlossene Flasche, denn die Stärke der Bleiche lässt mit der Zeit nach. Pro Liter Wasser 2 Tropfen Chlorbleiche zugeben, umrühren und 30 Minuten warten. Falls das Wasser danach keinen schwachen Chlorgeruch hat, mit gleicher Dosierung wiederholen und 15 Minuten stehen lassen. Ist danach kein Chlorgeruch festzustellen, das Wasser nicht trinken!

DESTILLIEREN Bei der Destillation werden neben Mikroben auch andere Verunreinigungen entfernt, aber die Methode ist kompliziert, sofern man kein Destilliergerät besitzt oder der Strom ausgefallen ist.

<table>
<tr><th>METHODE</th><th>TÖTET MIKROBEN</th><th>ENTFERNT ANDERE VERUNREINIGUNGEN*</th></tr>
<tr><td>UV-LICHT</td><td rowspan="4">ja</td><td rowspan="3">nein</td></tr>
<tr><td>ABKOCHEN</td></tr>
<tr><td>CHLOREN</td></tr>
<tr><td>DESTILLATION</td><td>ja</td></tr>
</table>

* SCHWERMETALLE, SALZE UND ANDERE CHEMIKALIEN

104 ENTKEIMUNG MIT SONNENLICHT

An einem sonnigen Tag brauchen Sie nur eine transparente Flasche aus Glas oder Plastik, um die Keimbelastung von Wasser zu verringern. Die Wasserentkeimung mit Sonnenlicht wird vor allem in heißen Entwicklungsländern empfohlen, weil das Sonnenlicht in Äquatornähe ausreichend intensiv ist. Im Notfall kann die Methode überall angewandt werden.

Die übliche Methode besteht darin, eine transparente Flasche mit fragwürdigem Wasser zu füllen mindestens einen ganzen Tag in die Sonne zu stellen. Die natürlichen UV-Strahlen töten fast alle biologischen Schadstoffe ab. Die Methode ist einfach, kostet nichts und beseitigt viele (wenn auch nicht alle) Bakterien und Viren.

Für eine wirksame Entkeimung sollte das Volumen der Flaschen zwei Liter nicht überschreiten. Es muss klar sein, also bei Bedarf zuerst gefiltert werden. Bei sonnigem Wetter einen ganzen Tag in die Sonne stellen, bei bedecktem Himmel zwei Tage.

Die Methode hat aber Nachteile. Bei Regenwetter funktioniert sie nicht. Sie beseitigt nicht alle belastenden Stoffe und ist nicht wirksam gegen Sporen von Bakterien sowie Larvenstadien mancher Parasiten. UV-behandeltes Wasser ist also nicht hundertprozentig sicher, aber immerhin noch besser als nicht aufbereitetes Wasser.

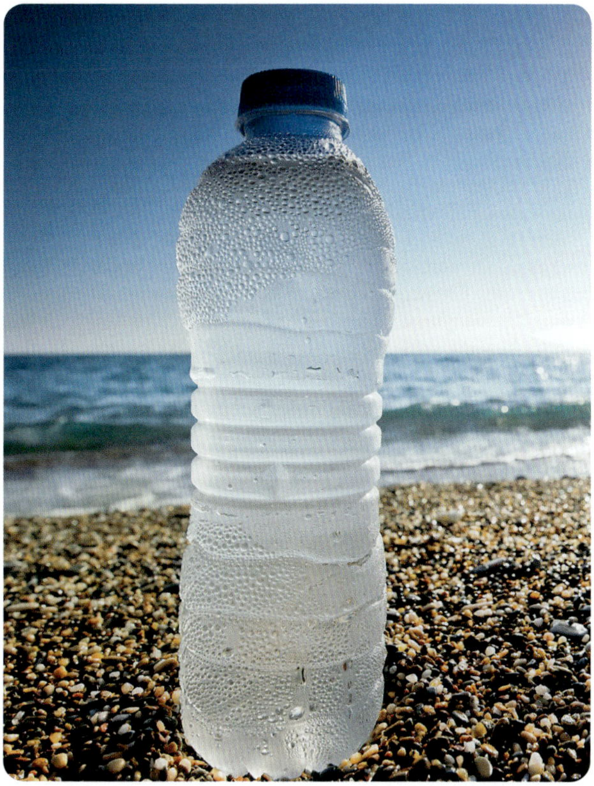

105 WASSER DESTILLIEREN

Das Verfahren ist einfach: Wasser wird zum Kochen gebracht, der Dampf wird abgekühlt und das so entstehende Kondenswasser aufgefangen. Wer keinen Destillierapparat hat, kann mit einem großen Topf, Schnur und einem Becher improvisieren.

STEP 1 Den Topf zur Hälfte mit Wasser füllen.

STEP 2 Den Becher am Deckelgriff festbinden. Wenn der Deckel umgekehrt auf dem Topf liegt, soll der Becher aufrecht mit der Öffnung nach oben hängen und darf das Wasser im Topf nicht berühren. Falls möglich, Eis oben in den umgedrehten Topfdeckel füllen, um die Kondensation zu beschleunigen.

STEP 3 Das Wasser 20 Minuten sprudelnd kochen lassen.

STEP 4 Den Deckel vorsichtig anheben. Das Kondenswasser im Becher kann gefahrlos getrunken werden.

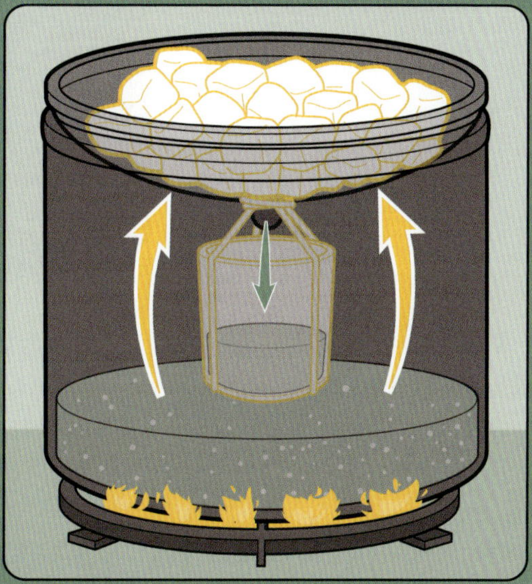

106 VORRÄTE RICHTIG VERPACKEN

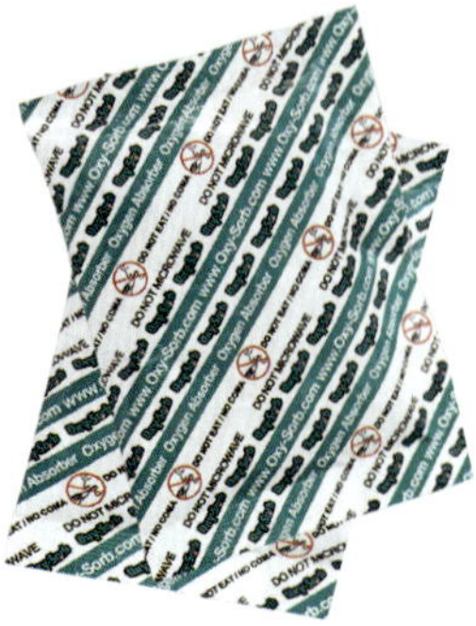

Trockene Lebensmittel kann man jahrelang in verschiedenen Behältern aufbewahren, wenn man zusätzlich Materialien zugibt, die sie trocken halten oder Sauerstoff absorbieren.

Eine bewährte Methode besteht darin, einen 20-Liter-Eimer (lebensmitteltauglich!) mit einem stabilen Mylar-Lebensmittelbeutel auszulegen. Den Beutel mit dem trockenen Lebensmittel füllen, die nötige Menge Sauerstoffabsorber zufügen, dann den Beutel mit einem Folienschweißgerät oder einem Glätteisen für die Haare zuschweißen. Der Sauerstoffabsorber bewirkt, dass im Lauf einiger Tage ein Vakuum im Beutel entsteht. Den Eimer verschließen und an einem kühlen, dunklen und trockenen Platz lagern. Je nach Inhalt reicht ein 20-Liter-Eimer drei bis vier Wochen lang für eine Person. Sie können selbstverständlich auch kleinere Beutel verwenden und Eimer mit gemischtem Inhalt einlagern. Sauerstoffabsorber benötigen Sie für Getreide, Milchpulver und viele andere Lebensmittel, jedoch nicht für Zucker, Honig und Salz. Kaufen Sie Sauerstoffabsorber am besten in 100-ccm-Beuteln, weil sie sich gut dosieren lassen. Für ein 1-Liter-Einmachglas brauchen Sie ein 100-ccm-Päckchen, für ein 4-Liter-Glas also vier Päckchen. Trockenfrüchten, Dörrfleisch und anderen Produkten mit Restfeuchte können Sie zusätzlich kleine Beutel mit Trocknungsmittel beilegen. Sie eignen sich aber nicht für Lebensmittel, die 30 Jahre gelagert werden sollen.

Vielleicht kennen Sie jemanden, der einen modernen Sous-vide-Garer hat, der besitzt dann auch ein Vakuumiergerät, dass Sie sich ausleihen können.

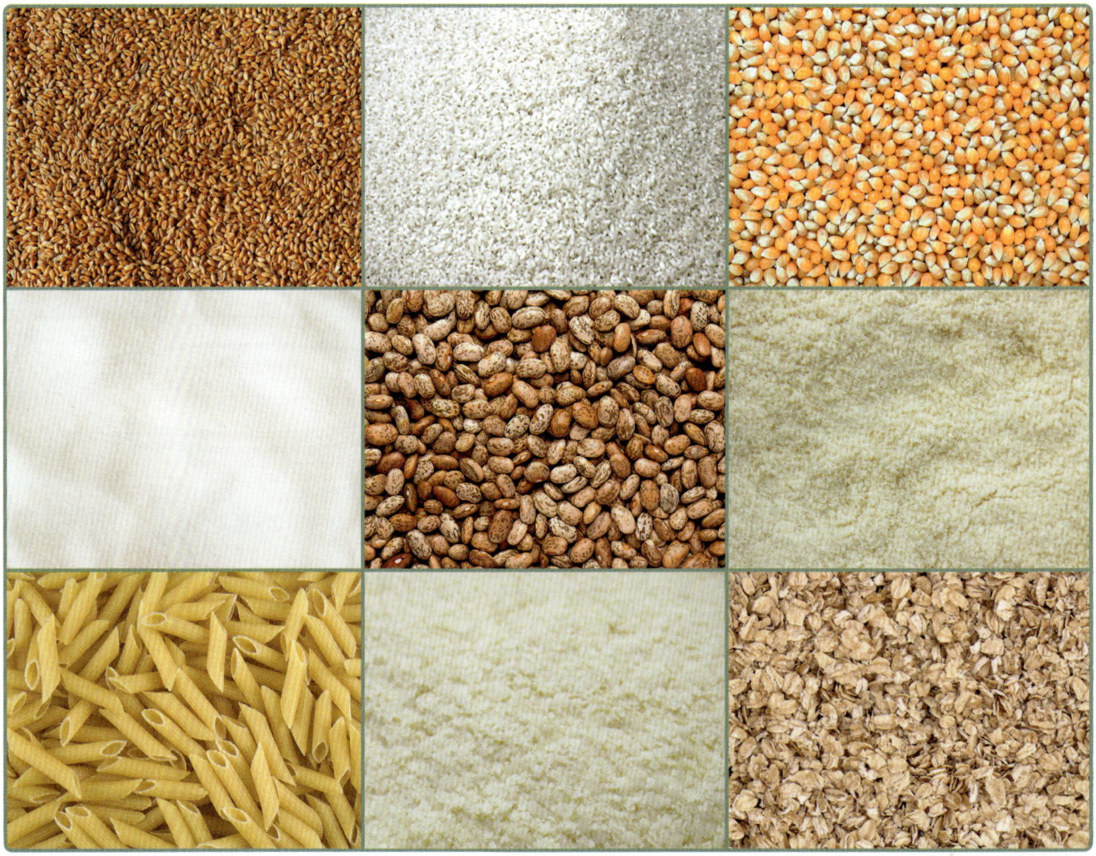

107 LANGFRISTIG PLANEN

Manche Lebensmittel halten sich 30 Jahre oder länger, wenn sie richtig gelagert werden. Sie dürfen keinerlei Restfeuchte enthalten, sonst kann sich Schimmel bilden. Wie lässt sich das überprüfen? Einfach etwas vom Lebensmittel auf ein Blatt Papier geben und mit dem Hammer draufschlagen. Zerplatzt es, ist es trocken. Wird es zerquetscht, definitiv nicht. Wenn es zerbricht, aber einen kleinen Wasser- oder Fettfleck hinterlässt, ist es auch noch zu feucht.

BIS ZU 30 JAHREN LAGERFÄHIG
Weizen · weißer Reis · getrockneter Mais · weißer Zucker · getrocknete Bohnen und Erbsen · Haferflocken · trockene Nudeln · Kartoffelflocken · Salz · Magermilchpulver

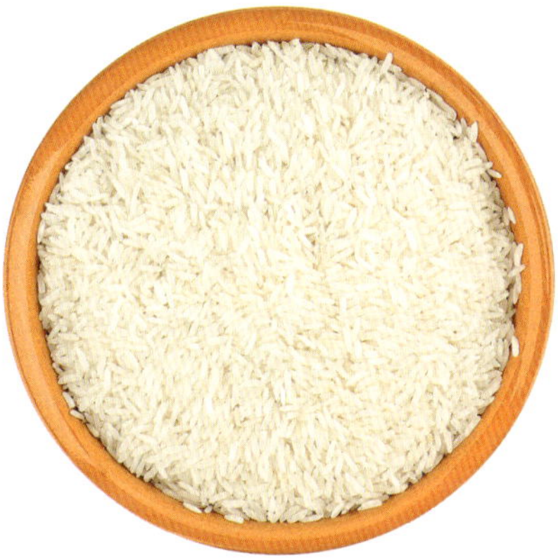

NICHT ZUR LANGZEITLAGERUNG GEEIGNET
Trockenfrüchte · Perlgraupen · Dörrfleisch · Nüsse · Erdnüsse und Ölsaaten · Trockenei · brauner Reis · Vollkornmehl · Getreideschrot · brauner Zucker

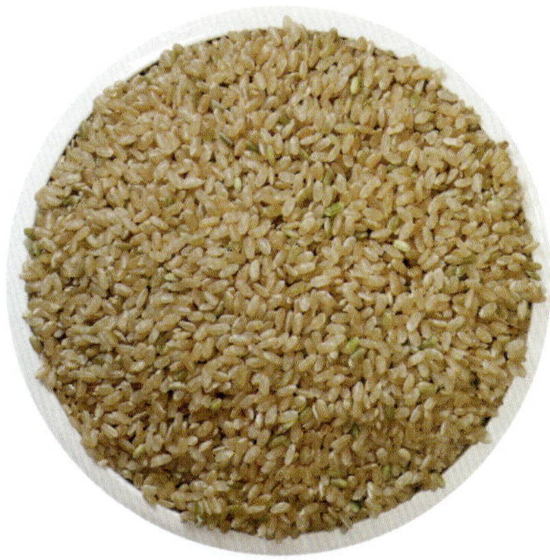

108 DIE FIFO-REGEL

Die Grundregel der Vorratshaltung lautet »First in, First Out« oder auch »das Älteste zuerst«. Behalten Sie die Mindesthaltbarkeitsdaten im Blick und tauschen Sie Lebensmittel aus. Der Kochbeutelreis hält sich ein Jahr? Nach elf Monaten verbrauchen (wie wäre es mit einer Reis-Gemüsepfanne?) und ein neues Paket in den Vorratsschrank stellen. Wer so wirtschaftet, muss nichts wegwerfen, weil es überaltert ist. Kommt es dann zur Krise, muss es nicht jeden Tag abgelaufenes Dosengemüse geben.

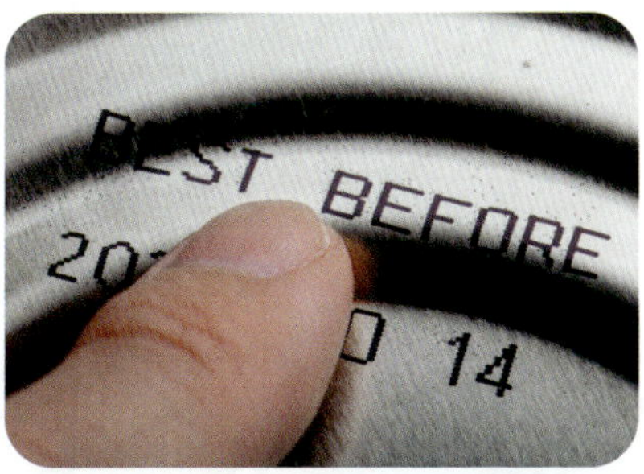

109 KALORIEN ZÄHLEN

Normalerweise lesen wir Lebensmitteletiketten, um sicher zu sein, dass nicht zu viele Kalorien, zu viel Fett, zu viele Kohlenhydrate enthalten sind. In Notsituationen gilt das Gegenteil. Der Körper braucht Brennstoff, den man ihm mit Fett und Zucker am schnellsten zuführen kann. Darum gehören in den Fluchtrucksack und den Kurzzeitvorrat auch Proteinriegel, Notfallrationen, Erdnussbutter, Marmelade, Kekse und andere Kalorienbomben. Das heißt nicht, das Chips und Limo das beste Survival-Rezept sind. Sie brauchen natürlich auch Nährstoffe. Müsliriegel sind also besser als Schokolade.

110 APOTHEKE IM GARTEN

Selbst auf kleiner Fläche können Sie einige Heilpflanzen ziehen. Sie ersetzen keine medizinische Versorgung, können aber bei kleinen Wehwehchen nützlich sein.

A **ALOE VERA** Beruhigend bei Verbrennungen und Verbrühungen. In einen Kübel pflanzen und über Winter ins Haus holen, weil die Pflanze keinen Frost verträgt.

B **BORRETSCH** Ein alkoholischer Auszug der Blüten wirkt stimmungsaufhellend.

C **PFEFFERINZE** Ein bewährtes Kraut gegen Magen- und Verdauungsbeschwerden. Frauen die schwanger sind (oder sein könnten), sollten auf Speisen und Getränke mit roher Minze verzichten, weil die Inhaltsstoffe dem Kind schaden könnten. Da Minze wächst wie Unkraut, kann man zwischendurch einen erfrischenden Aufguss damit zubereiten.

D **BEINWELL** Die gekochten, zerstampften Wurzeln werden zur äußerlichen Behandlung von Arthritis, Zerrungen, Prellungen und Verbrennungen verwendet. Bitte nicht essen! Der Verzehr größerer Mengen kann die Leber schädigen.

E **SCHAFGARBE** Die zerdrückten Blätter und Blüten können auf Schnittwunden und Abschürfungen gelegt werden, um die Blutung zu stillen und das Infektionsrisiko zu senken.

F **ZITRONENMELISSE** Hervorragend zur äußerlichen Behandlung von Lippenherpes. Melissentee beruhigt und hilft bei Schlafstörungen.

G **ECHINACEA** Wirkstoffe der mehrjährigen Wildpflanze sind in Medikamenten gegen Erkältung und Grippe, leichtere Infektionen und andere Beschwerden enthalten. Auch zur Stärkung des Immunsystems.

H **POLEI-MINZE** Die duftenden Blätter können frisch gepflückt und zerrieben als Antiseptikum auf Wunden gegeben oder zum Schutz vor Insektenstichen zum Abreiben der Haut verwendet werden. Ein Tee aus den Blättern lindert Magenbeschwerden.

I **LAVENDEL** Lavendel ist heute hauptsächlich als Duftpflanze bekannt. Früher wurde er zur Behandlung von Insektenstichen, Verbrennungen und Hauterkrankungen verwendet, außerdem gegen Juckreiz, Ausschlag und bei Schwellungen. Nicht geeignet für Schwangere und Stillende sowie für kleine Kinder.

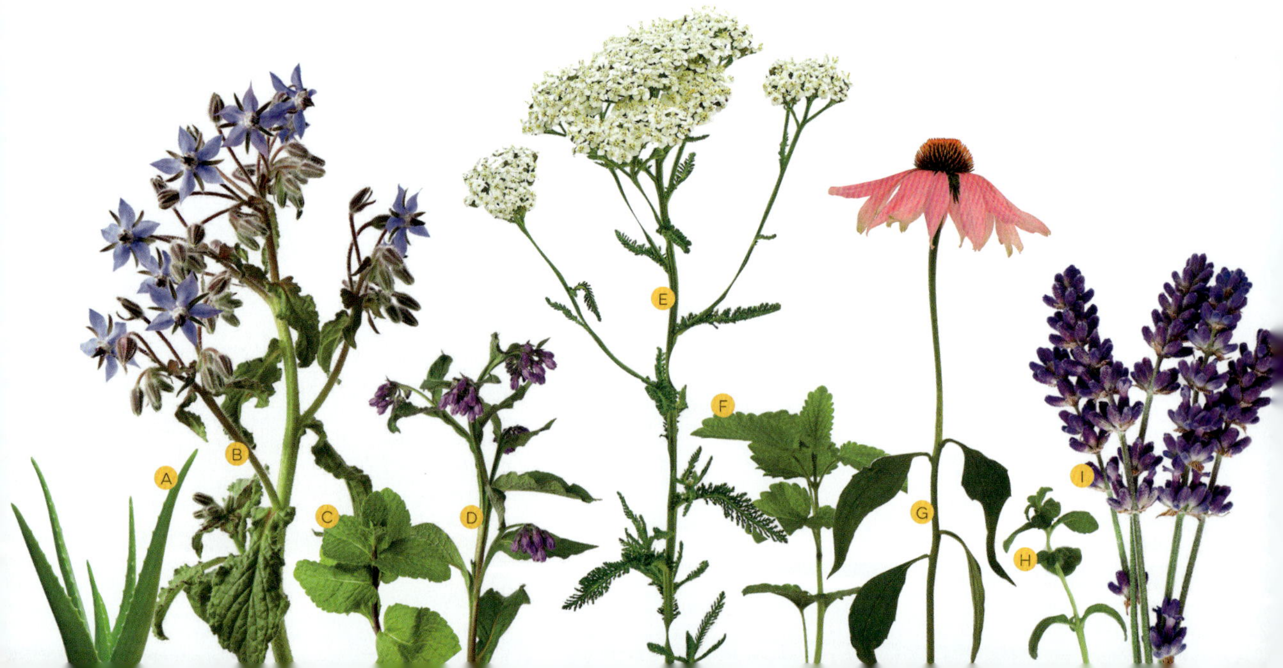

111 PFLANZKÜBEL MIT BEWÄSSERUNG

Kübel sind praktisch, um auf kleinen Grundstücken Gemüse zu ziehen oder befestigte Flächen am Haus zu nutzen. Viele Gemüsearten gedeihen gut in Kübeln. Behälter mit einem Wasserreservoir sparen viel Gießarbeit. Weil die Pflanzen sich selbst versorgen, besteht außerdem weniger Gefahr, dass sie durch zu sparsames oder zu reichliches Gießen Schaden nehmen. Kübel mit Wasserreservoir kann man kaufen, sie sind aber teuer. Einfacher ist es, sie selbst zu bauen. Sie brauchen zwei 20-Liter-Eimer gleichen Typs, einen 250-g-Plastikbehälter (z. B. von Kartoffelsalat), ein Stück Plastikrohr und eine Bohrmaschine.

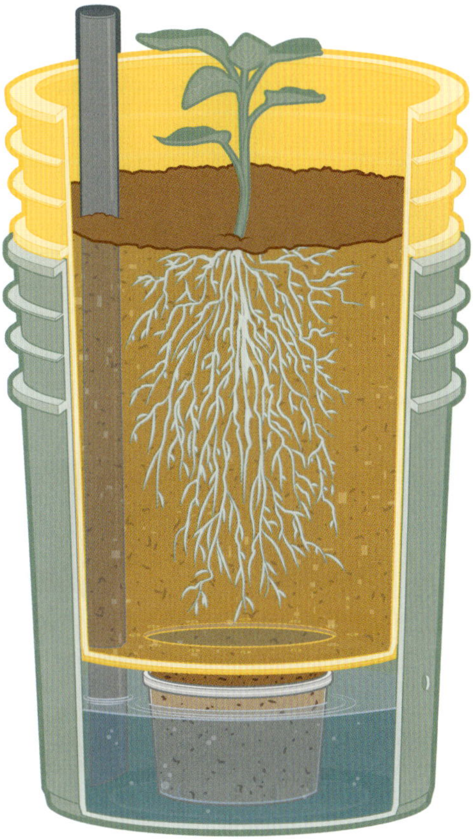

STEP 1 In den kleinen Behälter mehrere Löcher mit 2,5 cm Abstand bohren.

STEP 2 Mit einer Lochsäge (8 cm) ein Loch in die Mitte eines Eimers schneiden. Ringsherum mehrere Dränagelöcher bohren. Dann mit einer kleinen Lochsäge (3 cm) nahe an der Eimerwand ein Loch für das Plastikrohr schneiden.

STEP 3 Den kleinen Behälter auf den Boden des Eimers ohne Löcher stellen, den gelochten Eimer daraufsetzen.

STEP 4 Die zusammengesteckten Eimer gegen das Licht halten und die Höhe des inneren Bodens auf dem äußeren Eimer mit Permanentmarker anzeichnen. Etwa 5 mm unterhalb der Markierung ein kleines Überlaufloch bohren.

STEP 5 Das Plastikrohr durch das 3-cm-Loch stecken.

STEP 6 Den inneren Kübel mit Pflanzsubstrat füllen (es fällt auch durch die Löcher in den kleinen Behälter) und bepflanzen.

STEP 7 Wasser in das Rohr gießen, bis aus dem Überlaufloch wieder etwas hinausfließt. Die Pflanzen können sich jetzt selbst versorgen. Etwa einmal pro Woche müssen Sie das Reservoir nachfüllen.

112 HUND UND KATZE

Wer einen Selbstversorgergarten anlegt, muss eine Menge bedenken, zum Beispiel, welche Nutzpflanzen angebaut werden, welche Erträge zu erwarten sind und wie nährstoffreich sie sind. Im Idealfall sollen es möglichst viele verschiedene Arten mit hohen Erträgen und wenig Arbeit sein, und natürlich sollen sie allen Familienmitgliedern gut bekommen. Denken Sie auch an die Vierbeiner! Hunde und Katzen knabbern gern einmal an Pflanzen, aber Aloe, Knoblauch, Porree, Rhabarber, Ilex und verschiedene andere Pflanzen sind für sie giftig. Manche lösen nur Erbrechen aus, andere können Krämpfe verursachen oder zum Tod führen. Informieren Sie sich vorab bei Ihrem Tierarzt.

113 DER WERKZEUGSCHUPPEN

Auch wenn die Werbung es vollmundig verspricht: Ein einziges Werkzeug für alle Fälle gibt es nicht. Sie brauchen aber nur eine kleine Auswahl, um für die meisten Eventualitäten gerüstet zu sein.

1
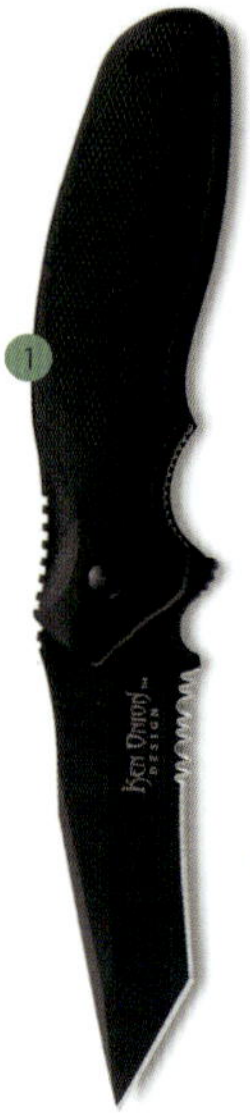

2
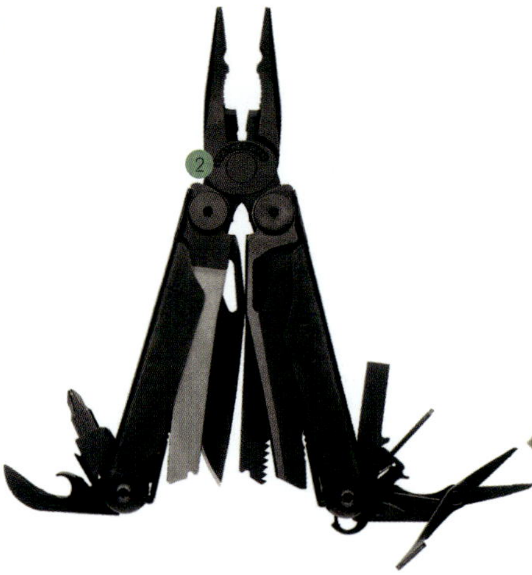

4
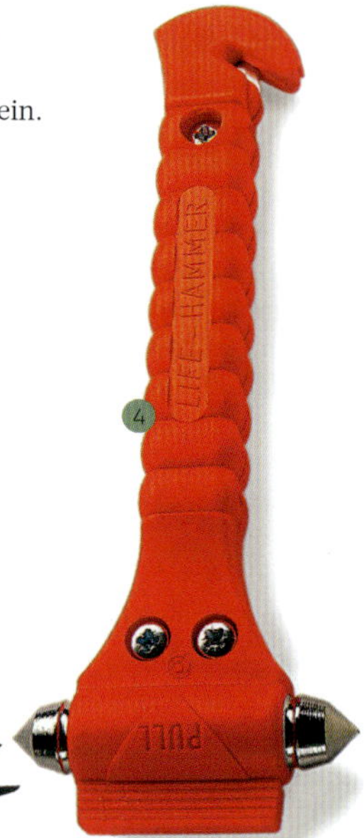

6
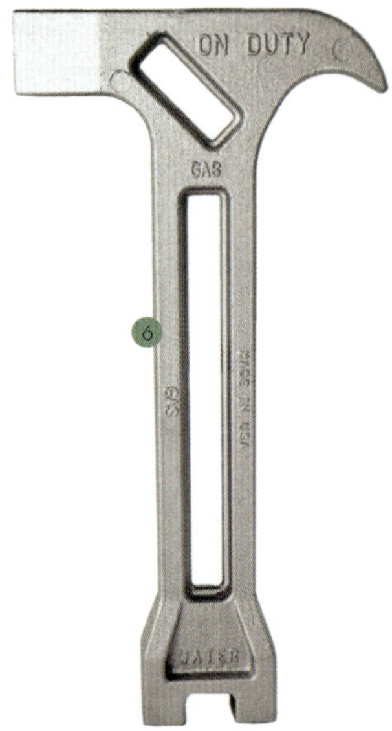

3
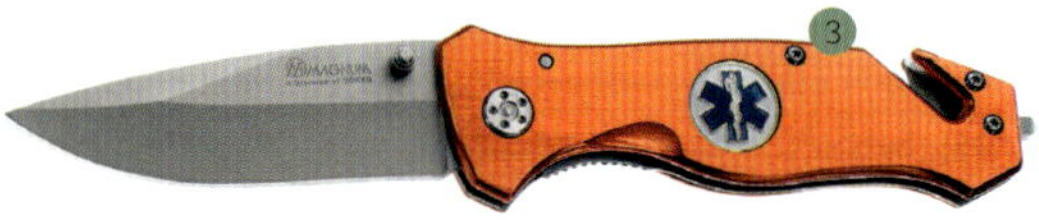

5
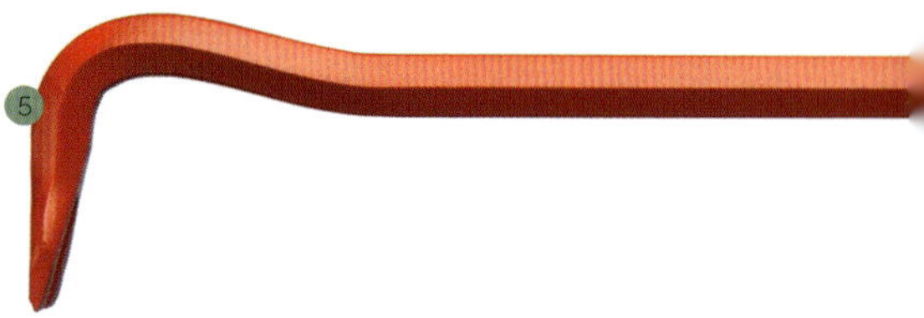

1 EINSATZMESSER Mit solchen »taktischen« Messern sind Soldaten und Polizeikräfte ausgestattet. Sie sind robust, relativ groß und sehr scharf. Wichtig! Je nach Bauart und Klingenlänge unterliegen Messer dem Waffenrecht. Nur berechtigte Personen dürfen sie mitführen.

2 MULTITOOL Diese vielseitigen Universalwerkzeuge sind die Nachkommen der Schweizer Armeemesser. Mit den zahlreichen ausklappbaren Werkzeugen – Schraubendreher, Zange, Säge, verschiedene Klingen und mehr – sind sie so vielseitig wie ein Werkzeugkasten, aber viel handlicher, vor allem unterwegs.

3 RETTUNGSMESSER Diese Messer wurden für Mitarbeiter von Feuerwehr, Rettungsdiensten und Polizei entwickelt. Sie sind mit Zusatzwerkzeugen wie Glasbrecher oder Gurtschneider ausgestattet. Informieren Sie sich unbedingt über die gültigen Bestimmungen für Privatleute.

4 RETTUNGSWERKZEUG Dieses Werkzeug ist eine Kombination aus Glasbrecher und Gurtschneidern. Sie sollten es im Auto haben, um nach einem Unfall entweder sich selbst oder andere Personen aus einem Fahrzeug befreien zu können. Er wird griffbereit in einer Halterung aufbewahrt.

5 KUHFUSS Dieses Werkzeug benutzt man nicht oft, aber wenn man es braucht, ist man froh, es zu haben. In Notfällen ist es nützlich, um Schlösser, Türen oder Fenster aufzubrechen. Es eignet sich aber auch, um Bretter voneinander zu trennen, Nägel zu entfernen oder Schutt zu räumen.

6 ABSPERRWERKZEUG Normalerweise kann man Gas- und Wasserhaupthähne mit gängigen Haus-

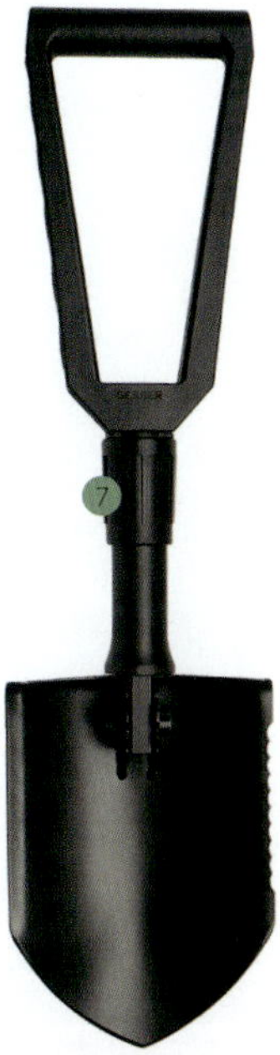

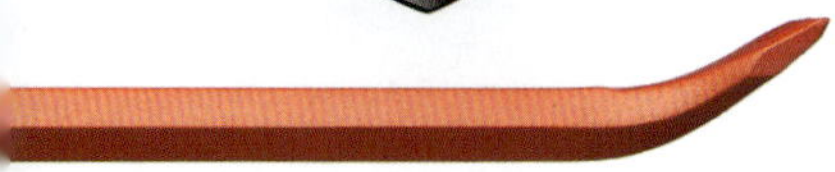

haltswerkzeugen zudrehen. Für die Notfallausstattung ist dieses Universalwerkzeug praktisch, weil man es auch für andere Zwecke verwenden kann, etwa um Türen aufzuhebeln oder Glasscheiben einzuschlagen.

7 KLAPPSPATEN Auch dies ist ein Werkzeug, das ursprünglich für das Militär entwickelt wurde. Heute wird es auch von Zivilisten gern für verschiedene Zwecke benutzt, vom Camping bis zum Schneeräumen. Wenn im Fall einer Naturkatastrophe kein Wasser zur Verfügung steht, ist es beispielsweise segensreich, Latrinen graben zu können.

114 WERKZEUGKASTEN FÜR DEN HAUSHALT

Selbst wenn Sie kein ambitionierter Heimwerker sind, sollten Sie doch einige Werkzeuge im Haus haben. Sie kennen gewiss die Redensart »haben ist besser als brauchen«. Weil es in einer Krisensituation nicht immer möglich ist, Werkzeug zu kaufen, sollten Sie den häuslichen Handwerkskasten als Ergänzung Ihrer Notausrüstung betrachten. Werkzeugkästen für den Haushalt kann man auch komplett mit Inhalt kaufen. Und wer weiß, wenn Sie das Werkzeug schon haben, bekommen Sie vielleicht Lust, es auszuprobieren. So sieht die eine mögliche Grundausstattung aus:

- Hammer
- Handsäge
- Schraubendreher (Schlitz und Kreuz in verschiedenen Größen)
- Cutter
- Schraubzwingen (verschiedene Größen)
- Inbusschlüssel (verschiedene Größen)
- Seitenschneider / Abisolierzange
- Rohrzange / Armaturenzange
- Flachzange
- digitaler Voltmeter
- Bandmaß
- Wasserwaage

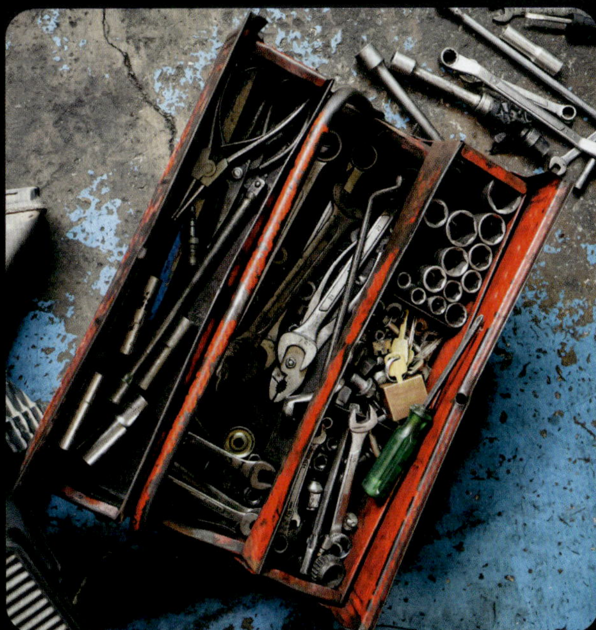

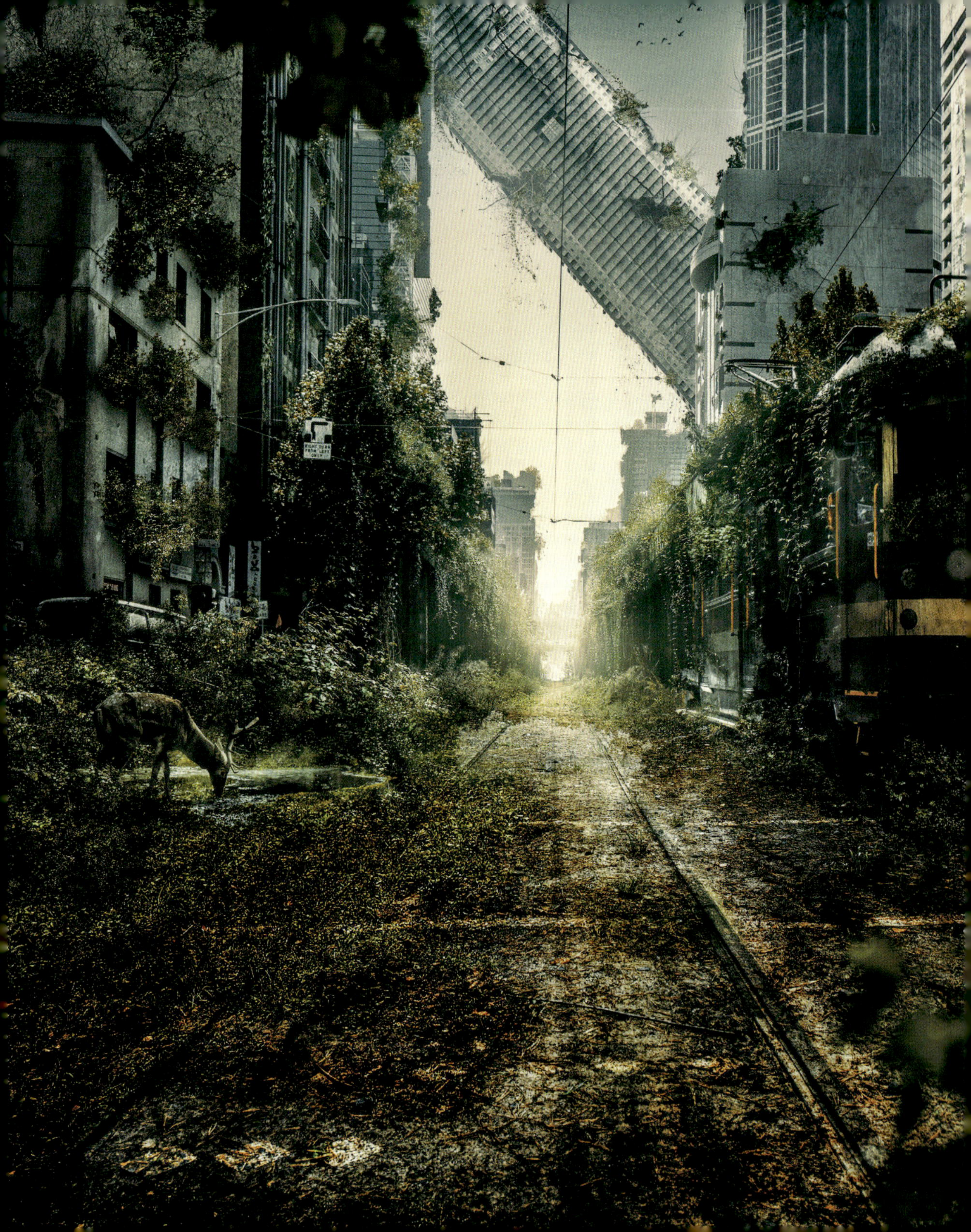
RIGHT TURN FROM LEFT ONLY

DER EXTREMFALL

WENN ALLES AUS DEM RUDER LÄUFT

Vorbereitet zu sein heißt, vorab verschiedene Möglichkeiten zu durchdenken. Vielleicht verläuft die Krise nicht so schlimm, wie wir befürchtet haben. Vielleicht ist aber auch das Gegenteil der Fall.

Mit diesem Kapitel, in dem es um Worst-Case-Szenarien geht, wenden wir uns an alle, die das Beste hoffen, aber auf das Schlimmste vorbereitet sein wollen. Es ist höchst unwahrscheinlich, dass eine Pandemie unsere ganze Kultur zerstört oder die Wirtschaft zusammenbrechen lässt. Aber völlig ausgeschlossen sind auch diese Folgen nicht. Manche Menschen finden es beruhigend, auch für derartige Extremfälle einen Plan zu haben, selbst wenn sie hoffen, ihn nie umsetzen zu müssen.

ZUSAMMENTUN Wenn es wirklich hart kommt, ist es Zeit, sich mit anderen zusammenzutun, die größten Bedrohungen zu erkennen und einen Aktionsplan zum Überleben zu entwickeln. Wählen Sie die richtigen Leute, denn das Team bestimmt den Erfolg.

FLUCHT Wir hoffen zwar, dass es nie so weit kommt, aber Flucht ist immer eine Option. Es kann aus verschiedenen Gründen gefährlich sein, zu Hause zu bleiben. Sie brauchen einen Plan, eine Ausrüstung und ein vorher ausgesuchtes Ziel.

DURCHHALTEN Menschen können in harten Zeiten über sich hinauswachsen. Bleiben Sie wachsam, weil die Gefahrenlage sich verändern kann, und organisieren Sie, was Sie für einen Neuanfang an einem anderen Ort brauchen.

115 URSACHEN FÜR ZUSAMMENBRÜCHE

Die Geschichte zeigt, dass immer wieder einmal »Welten« untergegangen sind, bevor sich neue Kulturen entwickelt haben – nicht ohne Wachstumsschmerzen, aber mit vielen Überlebenden. Der Untergang Roms oder die beiden Weltkriege etwa haben große Umwälzungen bewirkt. Dafür kann es verschiedene Ursachen geben.

SOZIALER ZUSAMMENBRUCH Manchmal kommen Menschen einfach nicht miteinander aus. Bürgerkriege, religiöse Konflikte oder Auseinandersetzungen zwischen Bevölkerungsschichten haben im Lauf der Jahrhunderte zigtausende Leben gekostet. In geringerem Umfang haben Rassenunruhen, Bandenkriege und Aufstände Städte lahmgelegt.

ZUSAMMENBRUCH DER REGIERUNG Im Lauf der Geschichte sind immer wieder Regierungen aus verschiedenen Gründen gescheitert. Politische Führer können stürzen, wenn ihre Regierung nicht solide arbeitet oder die Menschen sich zu oft schlecht vertreten oder gar betrogen fühlen.

WIRTSCHAFTLICHER ZUSAMMENBRUCH Simbabwes Wirtschaft bracht 2008 aufgrund einer Hyperinflation zusammen. Wenige Jahre zuvor war die Wirtschaft Argentiniens zusammengebrochen, weil das Land internationale Kredite nicht mehr bedienen konnte.

Nach einer Pandemie kann es Jahre dauern, bis sich die Weltwirtschaft erholt.

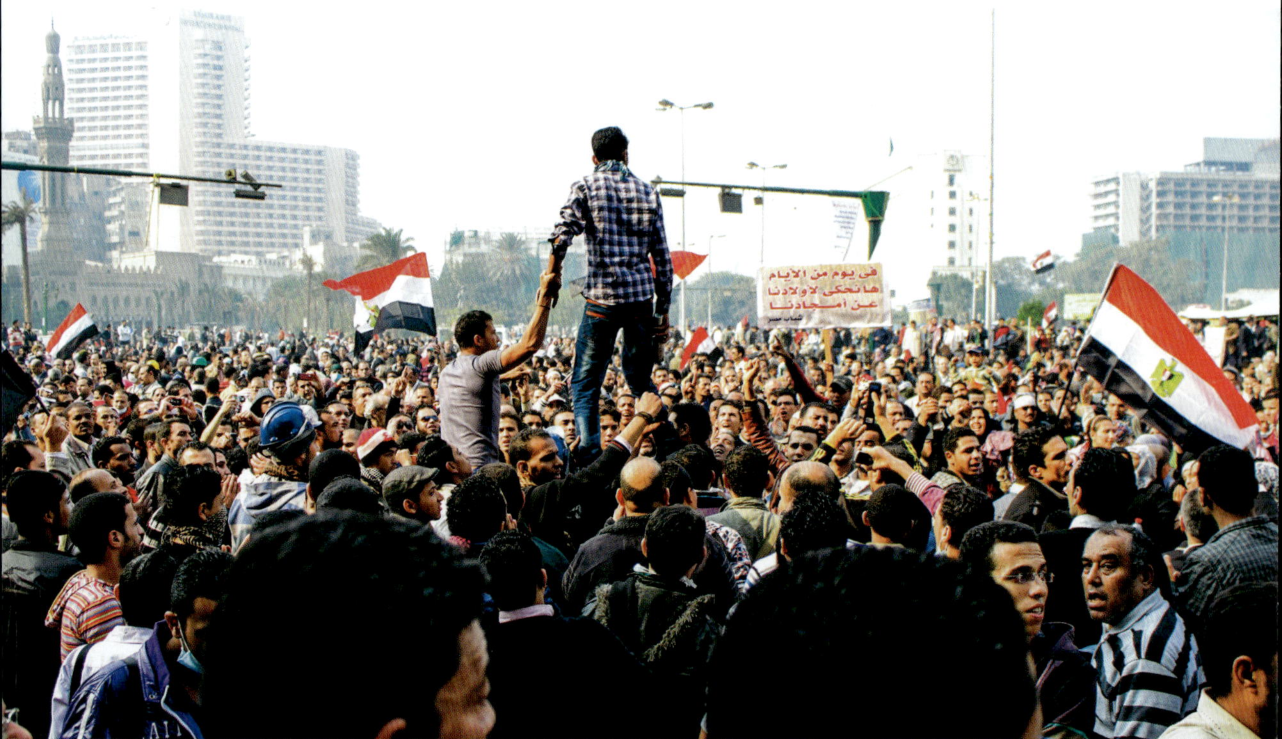

116 WERTE SICHERN

Nach einem Zusammenbruch der Währung wäre es am besten, ganz ohne Geld zu leben. Allerdings besitzt kaum jemand den Grundbesitz und die Fähigkeiten, um völlig autark zu leben. Der Tausch von Waren und Dienstleistungen hilft, die Zeit bis zur Einführung einer neuen Währung zu überbrücken. Da ist es gut, Dinge zu besitzen, die auch in Zeiten ohne Geld einen Wert haben. Wo Sie sie (sicher) aufbewahren, sollte aber niemand wissen.

117 EIN TEAM ZUSAMMENSTELLEN

Wenn nach einem Zusammenbruch das Verbrechen regiert, ist es am vernünftigsten, sich mit Gleichgesinnten zusammenzutun, deren Kenntnisse und Fähigkeiten sich ergänzen, und die möglichst in der Nähe wohnen. Freunden Sie sich rechtzeitig mit Menschen aus verschiedenen Berufsfeldern an:

- Militär und Polizei
- Medizin / Zahnmedizin
- Lebensmittelproduktion
- Reparatur von Fahrzeugen
- Bauwesen und Produktion
- Feuerwehr

118 DIE EIGENTLICHEN GEFAHREN

Die beiden größten Gefahren bei einem sozialen, politischen oder wirtschaftlichen Zusammenbruch sind Gewalt und die Unmöglichkeit, seine Grundbedürfnisse zu decken. Gewaltkriminalität ist die gefährlichste Begleiterscheinung, und in allen zurückliegenden Krisensituationen eine allgegenwärtige Realität. Unter solchen Umständen nehmen Morde, Diebstähle, Brandstiftungen, Vergewaltigungen und Wohnungseinbrüche regelmäßig zu. Grund genug, über Ihre Sicherheit und den Schutz Ihrer Lieben nachzudenken.

REICHTUM VERBERGEN Reichtum und Vermögen bezieht sich nicht nur auf Geld, sondern auch auf alles Begehrenswerte: Wasser, Nahrung, Tiere. Lassen Sie niemanden außerhalb des engsten Kreises wissen, was Sie besitzen oder wo es ist – und zwar auch vor einem Zusammenbruch.

ABSCHLIESSEN Eine Alarmanlage kann Einbrecher abschrecken. Bei Stromausfall sind Sicherheitsschlösser die zuverlässigere Lösung.

SELBSTVERTEIDIGUNG Ein Werkzeug zur Verteidigung ist gut, aber besser ist es, wirksame Techniken zu beherrschen. Besuchen Sie einen Kurs oder treten Sie in einen Verein ein, trainieren Sie regelmäßig und motivieren Sie Familienmitglieder zur Teilnahme. Kurse in Polizeisportvereinen können außerdem gute Einblicke in die Realität vermitteln.

PLANEN Ja, vielleicht kostet Planung einige Abende, aber man schläft besser, wenn man nicht den Kopf in den Sand steckt. An der Redensart »Wer nicht plant, plant das Scheitern« ist viel Wahres.

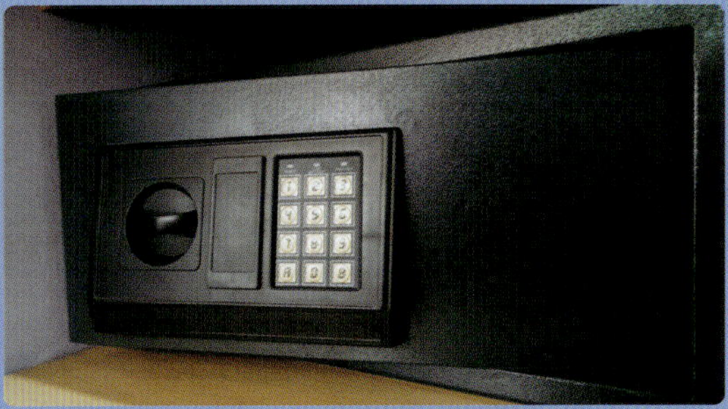

119 DER NEUE HÄUPTLING

Es ist in der Geschichte selten vorgekommen, dass eine Regierung in kurzer Zeit scheitert. Meist waren schon vorher Veränderungen zu beobachten. Wenn die Lage sich zuspitzt, ist es am besten, sich fern vom Geschehen zu halten. Der Sturz einer Regierung geht oft mit Attentaten, Invasionen, Stürmung von Gebäuden und dergleichen einher, und es kann Jahre dauern, bis wieder geordnete Verhältnisse herrschen. Falls Sie nicht fliehen können oder wollen, ist es opportun, sich auf die Seite der neuen Führungsriege zu schlagen.

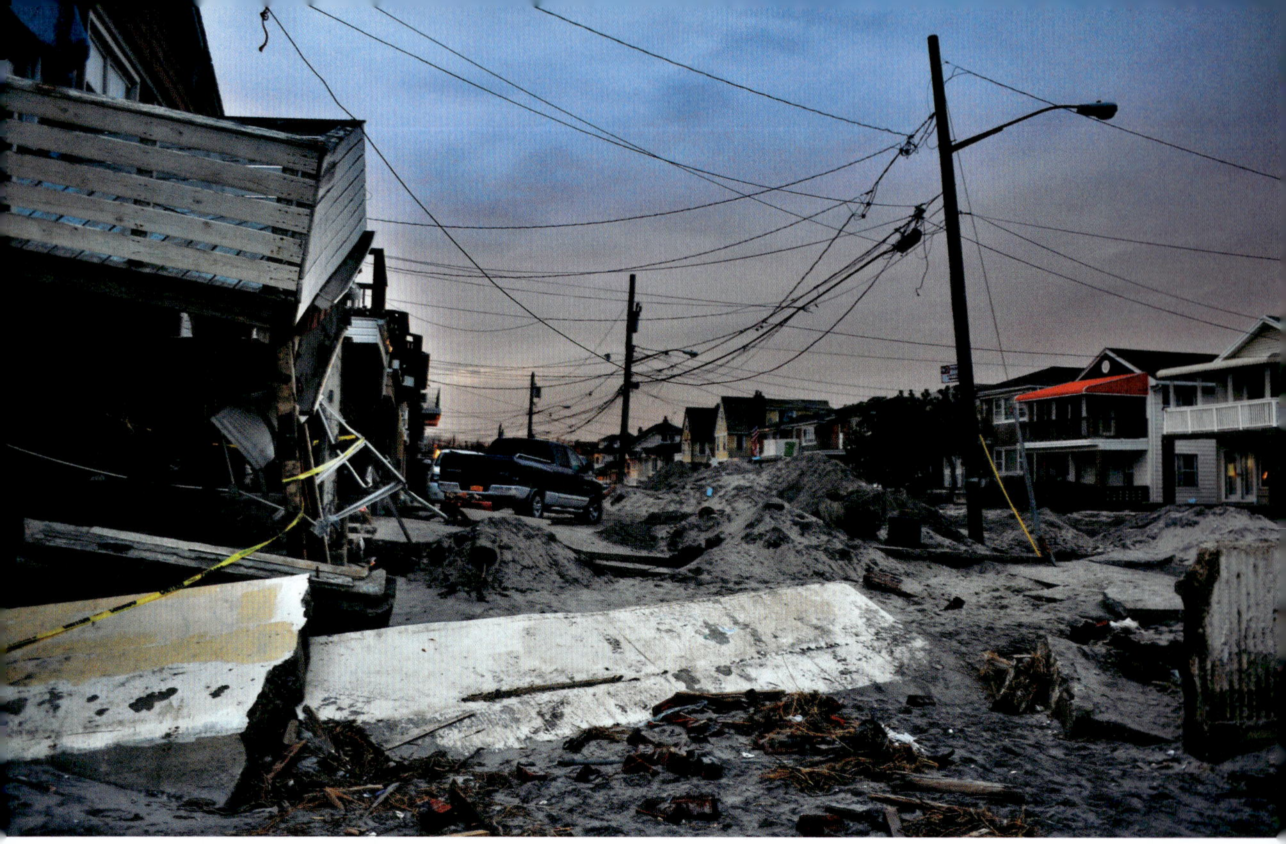

120 BLEIBEN ODER GEHEN?

Eine der schwierigsten, aber auch wichtigsten Entscheidungen ist, ob Sie bleiben oder fliehen können oder wollen. In Büchern zum Thema steht meist das Überleben auf der Flucht im Vordergrund, aber tatsächlich ist es oft besser, die Situationen in einem (noch) gut ausgestatteten Haus oder Betrieb auszusitzen. Wie erkennt man, wann spätestens die Zeit zur Flucht gekommen ist? Die folgenden Fragen sollten Sie bedenken, wenn Sie jemals vor dieser Frage stehen.

Die Regierung hat die Evakuierung Ihres Gebiets angeordnet.	Die Situation verschärft sich, Bleiben ist gefährlicher als Fliehen.	Sie haben bereits einen Fluchtort vorbereitet.	Sie besitzen die nötigen Kenntnisse und Werkzeuge, um überall zu überleben.	Sie treffen sich mit vertrauenswürdigen Personen, die besser vorbereitet sind.	**LOS!**
Die Regierung hat angeordnet, zu Hause zu bleiben.	Sie müssten gefährliches Gebiet durchqueren.	Sie haben kein funktionsfähiges Fahrzeug.	Sie haben nicht die Kenntnisse und Werkzeuge, um im Freien zu überleben.	Sie kennen keinen Ort, an den Sie fliehen könnten.	**BLEIBEN**

121 DER FLUCHTRUCKSACK

Falls Sie im Extremfall Ihr Haus verlassen müssen und nicht wissen, wann Sie wieder Wasser, Nahrung und ein Dach über dem Kopf finden, sollten Sie eine Notausrüstung griffbereit haben. Sie ist auf der Flucht Ihre Lebensversicherung. Feste Regeln über den Inhalt des Rucksacks gibt es nicht, weil auch individuelle Bedürfnisse eine Rolle spielen. Überlegen Sie darum, was Sie außer naheliegenden Dingen brauchen, um für möglichst viele Eventualitäten gerüstet zu sein.

Ein Rucksack lässt sich weitaus besser tragen als eine Tasche. Packen Sie kleine Dinge in Zipperbeutel, damit sie nicht nass werden und nicht durcheinandergeraten.

- Kleines Zelt und Schlafsack als Wetterschutz und zum Übernachten (mindestens Zeltplane und Decke)
- Trinkwasser und Material zum Entkeimung
- Kalorienreiche Lebensmittel, die nicht gekocht werden müssen (Energy-Riegel, Studentenfutter ...)
- Erste-Hilfe-Set, Desinfektionsmittel, Hygienebedarf
- Mehrere Möglichkeiten zum Feuermachen
- Kleiner Topf zum Abkochen von Wasser
- Werkzeug (mindestens Messer, Isolierband und stabile Schnur)
- Ersatzkleidung für jedes Wetter
- Taschenlampe und Ersatzbatterien
- Bargeld und Bank-/Kreditkarte
- USB-Stick mit Kopien der wichtigsten Dokumente (Bankdaten, Versicherungsdokumente, Testament und Persönliches wie Familienfotos)

Bewahren Sie den Fluchtrucksack zu Hause griffbereit an einem sicheren Platz auf, die kleineren Ausführungen im Auto und am Arbeitsplatz. Zusätzlich könnten Sie eine kleine Tasche mit einigen Utensilien packen, die Sie ständig bei sich tragen.

FLUCHTRUCKSACK FÜR ZU HAUSE

Notverpflegung (Einmannrationen, Riegel usw.) · Wasser in Flaschen · Zelt & Plane · Schlafsack · Decke · robuste Kleidung zum Wechseln · Taschenlampe & Ersatzbatterien · Taschenmesser · Dosenöffner · stabile Schnur · Radio für Nachrichten & Wetterbericht (Batterie- oder Kurbelbetrieb) · Erste-Hilfe-Set · Desinfektionsmittel · individuell: Medikamente, Ersatzbrille, Hörgerät-Batterien o. Ä. · Trillerpfeife · Schuhe & Socken zum Wechseln · Isolierband · Rasierklingen · Wasserfilter · Entkeimungstabletten für Wasser · Solarladegerät · Powerbank · Kuhfuß · Absperrwerkzeug · Utensilien zum Angeln · Klappspaten · Warnweste · Laterne · Arbeitshandschuhe · Feuerzeug oder Feuer-Kit

FLUCHTRUCKSACK FÜRS AUTO

Notverpflegung (Einmannrationen, Riegel usw.) · Wasser in Flaschen · Zelt & Plane · Schlafsack · Decke · robuste Kleidung zum Wechseln · Taschenlampe & Ersatzbatterien · Taschenmesser · Dosenöffner · stabile Schnur · Erste-Hilfe-Set · Trillerpfeife · Schuhe & Socken zum Wechseln · Isolierband · Rasierklingen · Wasserfilter · Entkeimungstabletten für Wasser · Utensilien zum Angeln · Klappspaten · Schneeketten & Sandsack · Überbrückungskabel & Abschleppseil · Reservekanister (voll) · Warnweste · Arbeitshandschuhe · Feuer-Kit

FLUCHTRUCKSACK FÜR DEN ARBEITSPLATZ

Notverpflegung (Einmannrationen, Riegel usw.) · Wasser in Flaschen · Decke · Taschenlampe & Ersatzbatterien · Trillerpfeife · Schuhe & Socken zum Wechseln · Warnweste

MINI-FLUCHTRUCKSACK

Taschenlampe & Ersatzbatterien · Taschenmesser · Trillerpfeife · Powerbank · Feuerzeug oder Feuer-Kit

122 IMMER AM MANN

Falls Sie zur Arbeit pendeln oder am Arbeitsplatz keinen Fluchtrucksack deponieren können, müssen Sie sich auf das absolut notwendige Minimum beschränken – nicht mehr, als Sie in einer Gürteltasche bei sich tragen können. EDC-Taschen (EveryDayCarry) mit Inhalt gibt es bei Outdoor-Ausrüstern fertig zu kaufen. Wenn Sie Ihr Set selbst packen, achten Sie darauf, dass Sie es wirklich jederzeit bei sich tragen können. Ist es zu groß, muss aussortiert werden. Wenn Sie ohnehin immer mit einer Tasche oder einem Rucksack unterwegs sind, kann Ihr Set etwas umfangreicher sein. Aber denken Sie daran: Nur, wenn Sie es wirklich immer bei sich tragen, haben Sie es im Ernstfall griffbereit.

123 NICHT ÜBERNEHMEN

Vielleicht waren Sie bei der Bundeswehr und kennen Gewaltmärsche mit einem 25-kg-Rucksack. Vielleicht haben Sie als Pfadfinder Bergtouren mit schwerem Gepäck unternommen. Oder haben Sie vielleicht noch nie im Leben einen Rucksack getragen? Eins trifft auf alle drei Beispiele zu: Jeder Mensch kann nur ein begrenztes Gewicht tragen. Das sollten Sie unbedingt bedenken, bevor Sie Ihren Fluchtrucksack schultern. Eine Flucht ist eine belastende Extremsituation. Sie stehen unter Stress, leiden an Schlafmangel oder Hunger. All das verringert Ihre Kraft. Möglicherweise müssen Sie rennen oder gar schwimmen – das ist mit einem schweren Rucksack kaum möglich. Versuchen Sie, das Wichtigste einzupacken und dennoch das Gewicht so gering wie möglich zu halten, damit der Fluchtrucksack nicht zum Treibanker wird.

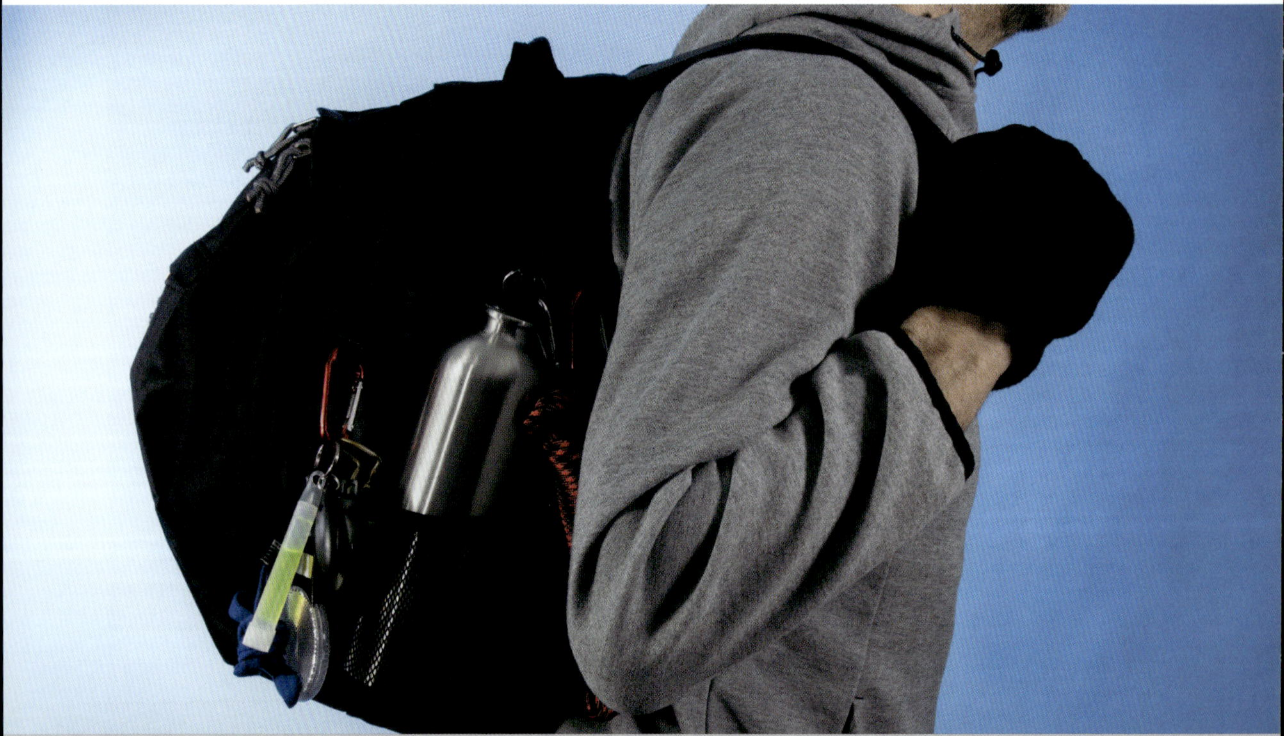

124 NICHT AUFFALLEN

Nehmen wir an, Sie wollen versuchen, in einer Extremsituation Ihren Fluchtort auf dem Land erreichen. Ob Sie zu Fuß auf dem Randstreifen einer verstopften Autobahn unterwegs sind oder sich mit einem Kompass durch die freie Landschaft schlagen: Irgendwann werden Sie anderen Menschen begegnen. Und wenn die Lage so schlimm ist, dass Sie selbst flüchten, werden auch andere in Panik sein – möglicherweise mit schlechterer Ausrüstung. Wenn Sie einen großen Rucksack mit überlebenswichtigen Dingen tragen, könnten andere daran mehr als interessiert sein. Es dient also Ihrer eigenen Sicherheit, wenn Ihr Fluchtrucksack möglichst unauffällig wirkt. Vor allem Werkzeuge sollten nicht zu sehen sein. Wählen Sie Kleidung und einen Rucksack, die eher sportlich und möglichst wenig nach »Survival« aussehen. Ziehen Sie typische Reisekleidung an und ziehen Sie den Fluchtrucksack in einem Rollkoffer am Straßenrand entlang. Oder tarnen Sie sich mit abgetragener Kleidung als Obdachloser und verpacken Sie Ihre Ausrüstung in Müllsäcke. Je uninteressanter Sie wirken, desto größer sind Ihre Chancen, mit vollständiger Ausrüstung an Ihrem Ziel anzukommen.

125 SCHNELL NACH HAUSE

In manchen Fällen brauchen Sie keinen kompletten Fluchtrucksack, sondern nur genug, um sich kurzfristig dem Schlimmsten zu entziehen. Wenn Sie nur möglichst schnell wieder ins sichere Zuhause gelangen wollen oder Sie vorübergehend im Garten campieren müssen, kann die Notausrüstung deutlich schlanker sein. Sie können die Packliste für den »großen« Fluchtrucksack also zusammenstreichen. Trotzdem sollten Sie zusätzliche Sets im Auto und am Arbeitsplatz aufbewahren, falls eins gestohlen wird. Vielleicht kommen Sie mit einer Zeltplane und einer Fleecedecke aus, möglicherweise können Sie Wasser kaufen oder haben Zugang zu einem Wasserhahn, um Flaschen wieder aufzufüllen. Sie müssen nur versorgt sein, bis Ihnen die bessere Ausstattung zu Hause wieder zur Verfügung steht.

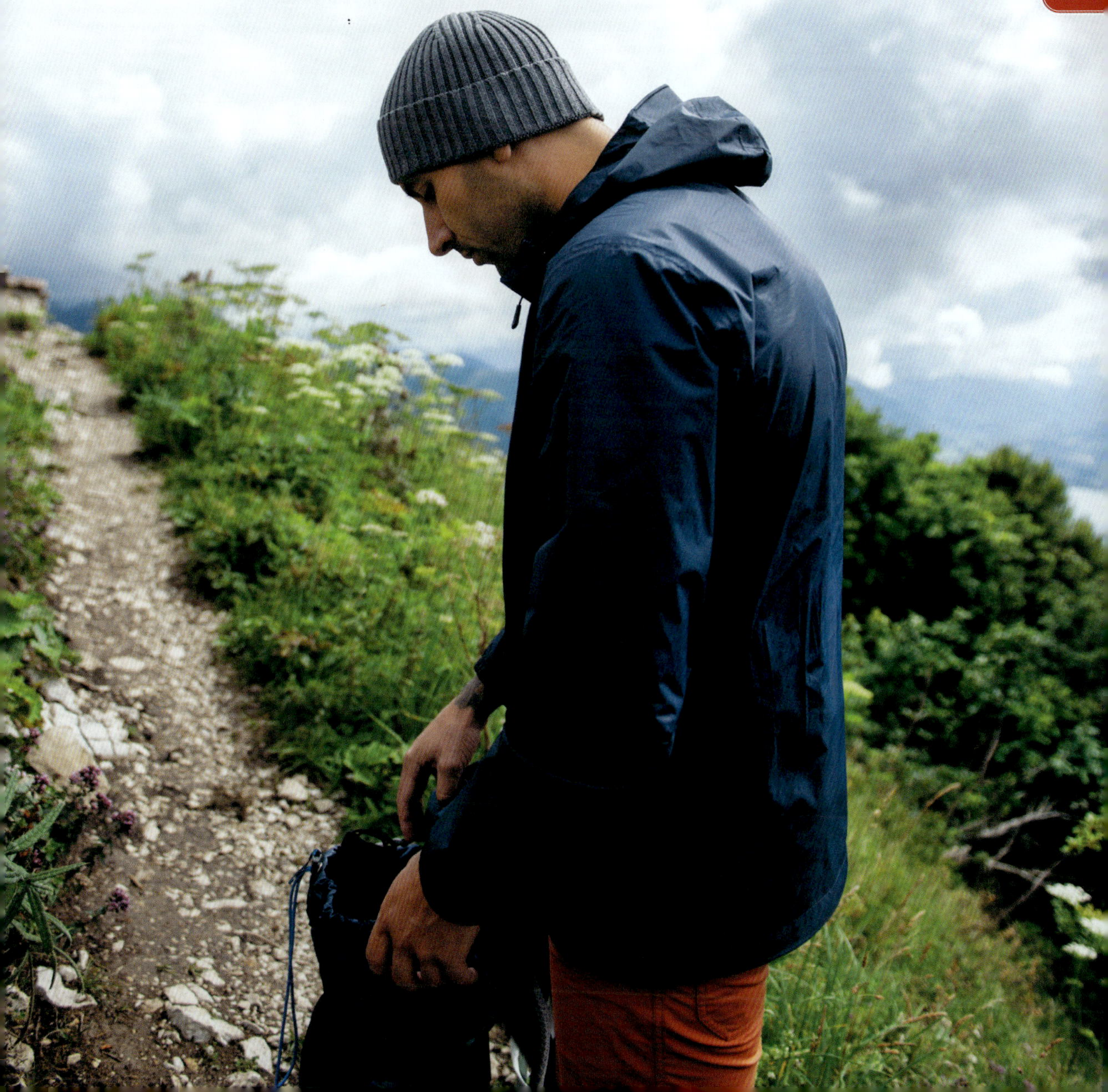

126 GEFÄHRLICHE ZEITGENOSSEN

In schwierigen Zeiten laufen viele Menschen zu Hochform auf, aber auch die üblen Charaktere kriechen aus ihren Löchern. Hüten Sie sich vor Soziopathen, die auf den ersten Blick charismatisch, clever und kompetent erscheinen, aber eigentlich nur Macht über andere ausüben wollen. Urteilen Sie nicht vorschnell, aber seien Sie auch nicht naiv. Schauen Sie zweimal hin, bevor Sie einem Fremden vertrauen.

CHARME Soziopathen sind oft ausgesprochen charmant und wirken wie ideale Führungspersonen. Tatsächlich sind sie Meister der Täuschung und wollen andere manipulieren.

SELBSTGERECHTIGKEIT Soziopathen halten sich für besser als andere und versuchen, ihre Interessen um jeden Preis durchzusetzen, weil sie sich dazu berechtigt fühlen.

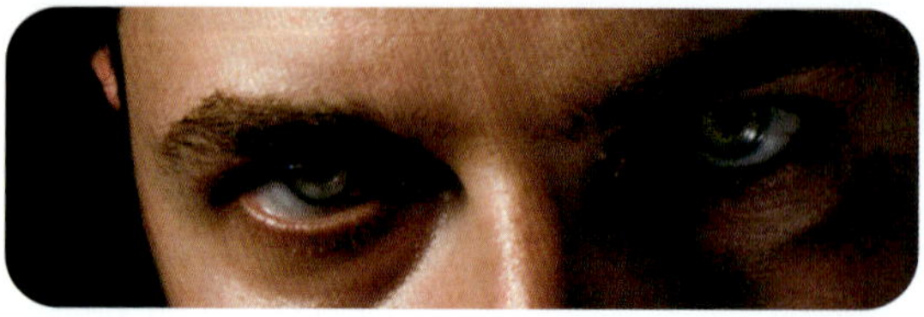

KEIN MITGEFÜHL Wenn es ihnen nützt, können Soziopathen nett und hilfsbereit sein, sind aber zu echten Gefühlen nicht fähig. Reue ist ihnen fremd. Wenn sie sich entschuldigen, dann nur aus Berechnung. Sie haben keine oder sehr wenige echte Freunde oder Beziehungen.

SCHULDIGE SUCHEN Niemand vermasselt gern etwas, aber die meisten Menschen geben ihre Fehler zu. Soziopathen gelingt es meist, die Schuld jemand anders zuzuschieben. Sie haben oft tyrannische Züge und schüchtern andere ein.

127 DAS FLUCHTFAHRZEUG

Es ist eine schwere Entscheidung, die Flucht anzutreten. Kein Vergleich mit Hollywoodfilmen, in denen der Held begleitet von bewundernden Blicken in seinem Weltuntergangsauto aus der Stadt brettert. Wer flüchtet, rennt um sein Leben, und wer ein Fahrzeug hat, kann sich glücklich schätzen. Schauen wir uns an, was ein gutes Fluchtfahrzeug ausmacht.

LADERAUM Ihre Vorräte sind Ihre Lebensversicherung, aber sie sind schwer und nehmen viel Platz ein. Darum ist das Ladevolumen enorm wichtig.

ALLRAD Ein Allradantrieb erhöht die Chancen, nicht stecken zu bleiben.

BODENFREIHEIT Es muss nicht gleich ein Monstertruck sein, aber mit einem tiefer gelegten Sportwagen sind Sie deutlich schlechter beraten.

SITZPLÄTZE Der Wagen muss groß genug für die Familie oder Gruppe sein.

UNAUFFÄLLIG Ganz wichtig! Wenn Werkzeug und Vorräte sichtbar oder gar außen angebracht sind, wecken sie bei anderen Begehrlichkeiten. Besser bedient sind Sie mit einem schlichten Pendlerauto oder einem Minivan à la Mamataxi. So können Sie Ihre Survivalausrüstung transportieren, ohne dass die panische Masse gleich Morgenluft wittert.

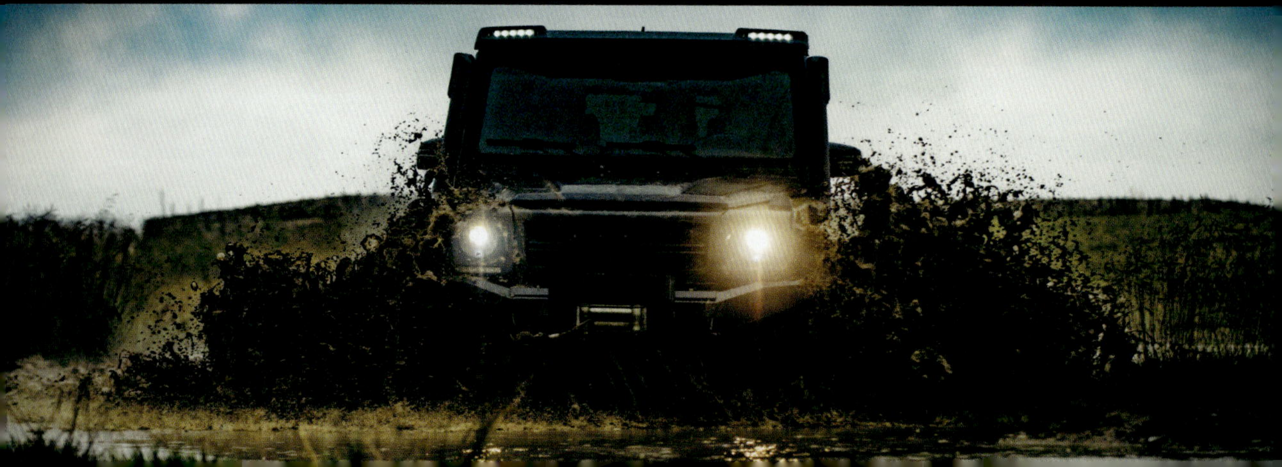

128 EIN ZIEL VOR AUGEN

Wer ohne Ziel aufbricht ist ein echter Flüchtling. Wer dagegen einen Fluchtort besitzt und für den Ernstfall vorbereitet hat, tritt quasi einen geordneten Rückzug an. Aber was, wenn Sie so einen Fluchtort nicht haben, oder wenn Sie ihn verlassen müssen? Dann kann ein »Fluchtort B« die Lösung sein. Egal wie er aussieht, wichtig ist, dass Sie ihn im Krisenfall erreichen können. Es könnte eine Hütte im Wald sein oder der verfallene Bauernhof verstorbener Verwandter, das unbebaute Grundstück von Freunden oder sogar ein Schlupfwinkel auf einem Gelände, das Ihnen gar nicht gehört. Hauptsache, es gibt dort Wasser und andere Ressourcen, man kann auf dem Gelände Vorräte verstecken oder bestenfalls einschließen und der Ort liegt abseits der großen Routen.

129 NEU ANFANGEN

Wer wissen will, wie sich der Neuanfang nach einer schweren Katastrophe anfühlt, sollte sich für eine Weile Obdachlosen anschließen, um behelfsmäßige Schlafplätze und permanente Unsicherheit kennenzulernen. Man kann es nicht wagen, sein Lager längere Zeit unbeaufsichtigt zu lassen, etwa um Essen zu beschaffen. Man würde riskieren, dass alles gestohlen oder – aus purer Bosheit – zerstört wird. Auch um die sichere Nachtruhe ist es schlecht bestellt. Darum ist es ratsam, in der Gruppe zu fliehen, damit man Wachen aufstellen und aufeinander aufpassen kann. Und darum ist es wichtig, dass der Fluchtort vor feindseligen Subjekten gut versteckt ist.

NICHT ALLEIN GEHEN Wer allein flüchtet, gerät leichter in Schwierigkeiten. Sie brauchen Hilfe, verschiedene Fähigkeiten und ganz gewiss mehr Utensilien, als Sie allein tragen können. Der Survivor vom Typ »einsamer Wolf« ist ein Produkt der Hollywoodfantasie. Echte Einzelgängerwölfe überleben ohne ihr Rudel meist nicht lange. Und die Geschichte hat uns gezeigt, dass die Verurteilung zu Exil und Einsamkeit eine der härtesten Strafen ist.

VORBEREITUNG AUF DEN NEUANFANG Wenn eine Krise so dramatisch war, dass man fliehen musste – wie baut man sich danach wieder ein Leben auf? Diese Erfahrung haben in unserer Zeit nur sehr wenige Menschen gemacht. Sie brauchen Geld, Ausweispapiere und ein Ziel. Vielleicht ist es schwierig, einen Ort zu finden, an dem Sie leben können. Vielleicht geht Ihr Geld zur Neige, und Sie brauchen eine neue Einnahmequelle. Bei regional begrenzten Krisen gibt es oft schnelle Hilfe von außerhalb. Wie es aber ist, nach einer globalen Katastrophe mit zahllosen Opfern ganz neu anfangen, wissen wir heute nicht und wir hoffen, dass wir es auch nie herausfinden müssen.

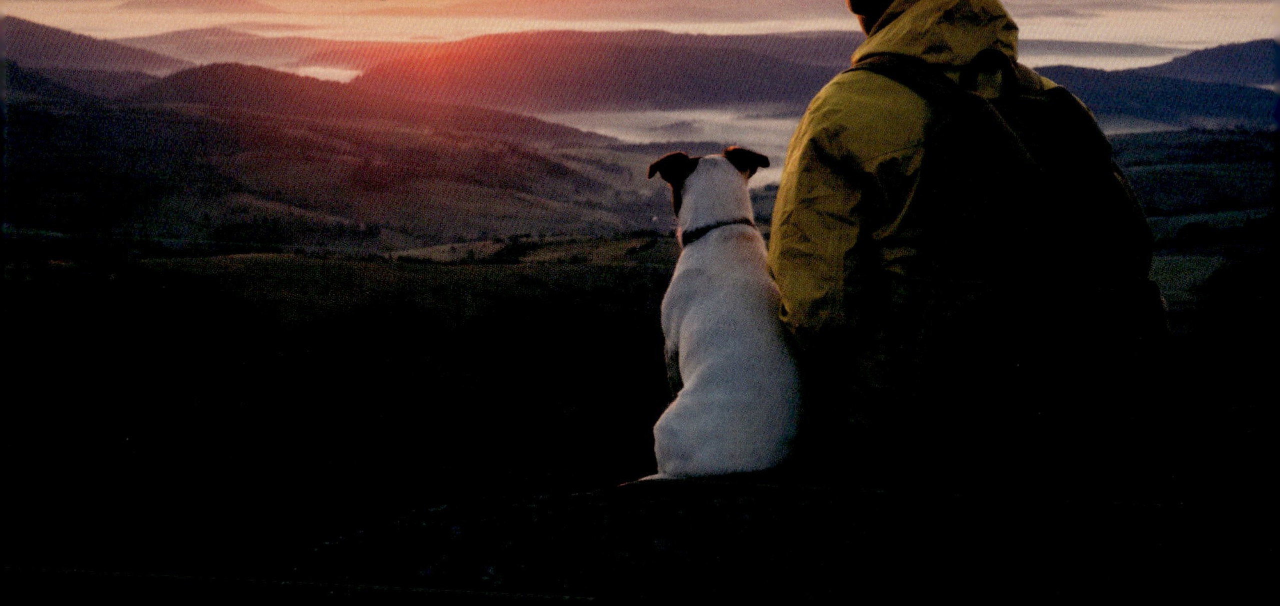

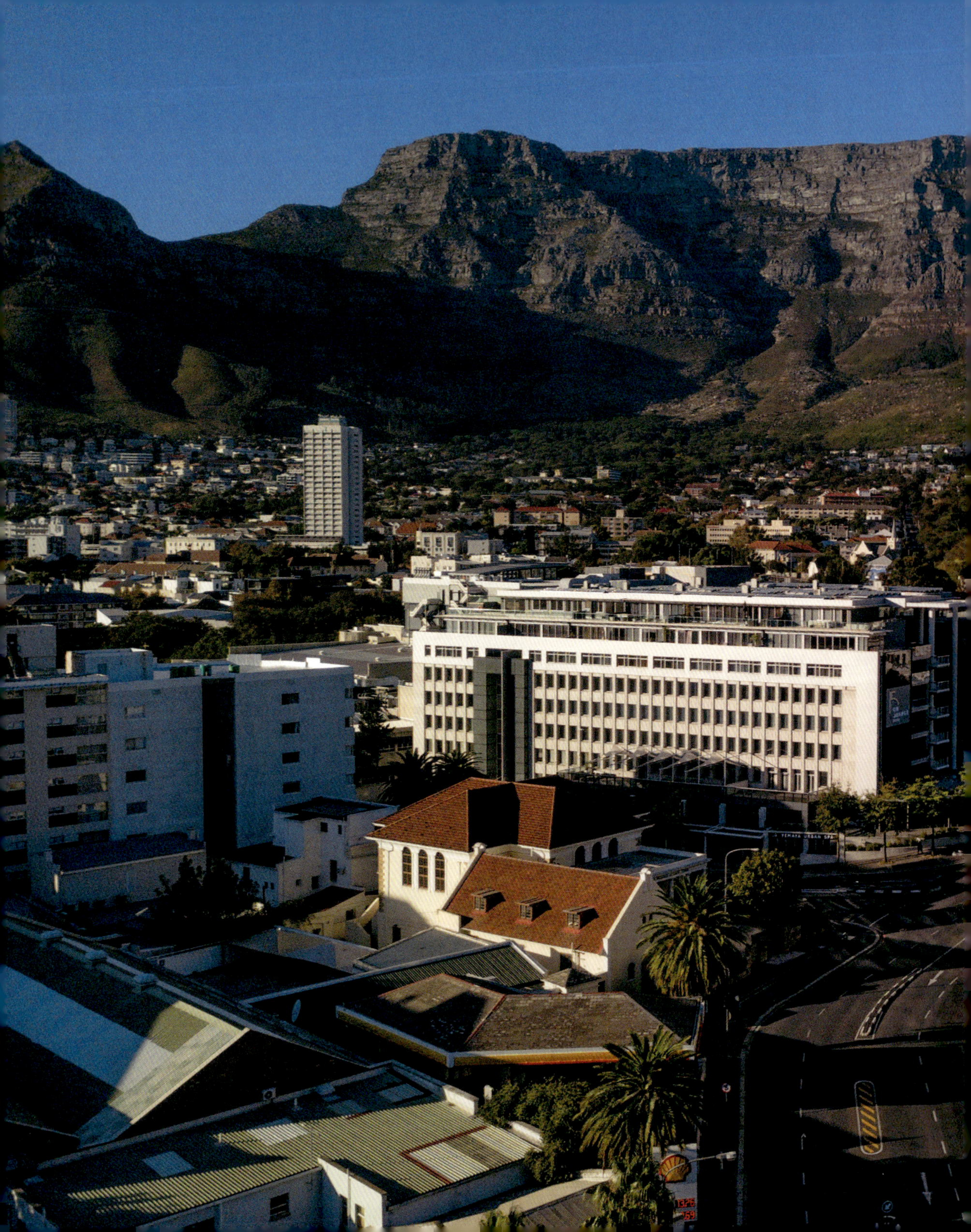

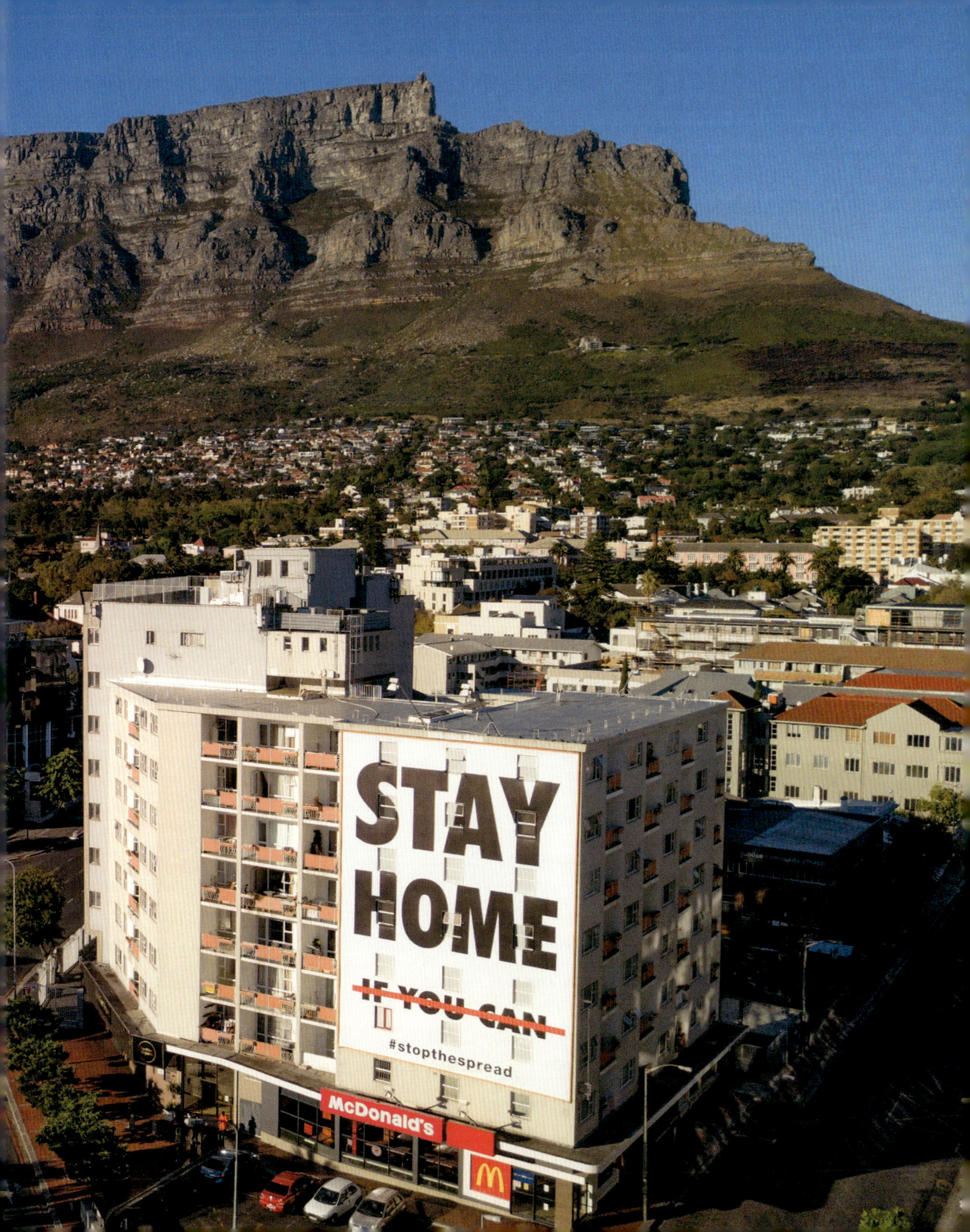
STAY
HOME
IF YOU CAN
#stopthespread
McDonald's

130 FORMULARE ZUM THEMA EVAKUIERUNG

Wenn eine ernste Krise eintritt, sollten Sie vorbereitet sein. Wohin können Sie gehen? Zu wem können Sie Kontakt aufnehmen? Wo treffen Sie sich? Nutzen Sie diese Vordrucke, damit alle Familienmitglieder informiert sind.

KONTAKTDATEN DER FAMILIE

FAMILIENNAME(N): ______________________________

STRASSE: ______________________________

PLZ/STADT: ______________________________

WER WOHNT NOCH AN DIESER ADRESSE?

NAME: ____________ **HANDY:** ____________ **BESONDERHEIT:** ____________
E-MAIL: ____________ **TEL/ARBEIT:** ____________ ____________

NAME: ____________ **HANDY:** ____________ **BESONDERHEIT:** ____________
E-MAIL: ____________ **TEL/ARBEIT:** ____________ ____________

NAME: ____________ **HANDY:** ____________ **BESONDERHEIT:** ____________
E-MAIL: ____________ **TEL/ARBEIT:** ____________ ____________

NAME: ____________ **HANDY:** ____________ **BESONDERHEIT:** ____________
E-MAIL: ____________ **TEL/ARBEIT:** ____________ ____________

NAME: ____________ **HANDY:** ____________ **BESONDERHEIT:** ____________
E-MAIL: ____________ **TEL/ARBEIT:** ____________ ____________

NAME: ____________ **HANDY:** ____________ **BESONDERHEIT:** ____________
E-MAIL: ____________ **TEL/ARBEIT:** ____________ ____________

EVAKUIERUNGSPLAN DES HAUSHALTS

TIERE

NAME: ______ **RASSE:** ______ **FARBE:** ______ **CHIP-NR.:** ______

NAME: ______ **RASSE:** ______ **FARBE:** ______ **CHIP-NR.:** ______

NAME: ______ **RASSE:** ______ **FARBE:** ______ **CHIP-NR.:** ______

TREFFPUNKT IN HAUSNÄHE, FALLS WIR BEI EINEM NOTFALL GETRENNT WERDEN

______

TREFFPUNKT WEITER AUSSERHALB, FALLS WIR EVAKUIERT WERDEN ODER NICHT INS HAUS ZURÜCK KÖNNEN

______

WELCHER WEG FÜHRT DORTHIN?

______

WELCHE ROUTE NEHMEN WIR, FALLS DIE OBIGE NICHT BEGEH- ODER BEFAHRBAR IST?

______

FALLS DIE FAMILIE SICH NICHT UNTEREINANDER ERREICHEN KANN, IST DAS UNSER KONTAKT:

NAME: ______ **ADRESSE:** ______

E-MAIL: ______ **HANDY, FESTNETZ, TEL/ARBEIT:** ______

131 WAS KANN MAN NOCH ESSEN?

Die Supermärkte sind leergekauft oder Sie trauen sich nicht vor die Tür. Obendrein ist noch der Strom ausgefallen. Was können Sie in solchen Fällen noch essen ?

IM KÜHLSCHRANK

WAR LÄNGER ALS 2 STUNDEN BEI ÜBER 4 °C

Fleisch, Geflügel oder Meeresfrüchte (roh, Reste oder Aufgetautes; auch Tofu, Salat, Aufschnitt, Pizza, geöffnete Konserven, Saucen mit Fisch oder Fleisch)	**WEGWERFEN**
Weichkäse, geriebener Käse, fettarmer Käse	**WEGWERFEN**
Hart- und Schnittkäse wie Cheddar, Schweizer, Parmesan, Provolone, Pecorino; noch verpackter geriebener Hartkäse	**SICHER**
Milch, Sahne, Schmand, Buttermilch, Kondensmilch, Joghurt, Sojadrink, geöffnete Babymilchprodukte	**WEGWERFEN**
Butter, Margarine	**SICHER**
alle Eier und Produkte mit Ei (z. B. Pudding, Cremes)	**WEGWERFEN**
aufgeschnittenes frisches Obst	**WEGWERFEN**
klein geschnittenes oder gekochtes Gemüse, Tofu, angebrochener Gemüsesaft, Feinkostsalate	**WEGWERFEN**
angebrochener Fruchtsaft, Obst in der Dose, frisches Obst, Kokos, getrocknete und kandierte Früchte	**SICHER**
Tomaten- oder Sahnesaucen, Fruchtmus, angebrochene Mayonnaise, Remoulade, Meerrettich	**WEGWERFEN***
Soja- und Grillsaucen, Erdnussbutter, Gelee, Chutneys, Senf, Ketchup, Oliven, sauer Eingelegtes, Dressings auf Essigbasis	**SICHER**
angebrochene Dressings mit Milchprodukten, Spaghettisauce	**WEGWERFEN**
Brot, Brötchen, trockene Kuchen, Kekse, Muffins, Tortillas, Waffeln (verpackt), Pfannkuchen, Bagel, Obstplunder, Pasteten, Saaten	**SICHER**
roher Teig, gekochte Nudeln/Reis/Kartoffeln, Nudelsalat, frische Nudeln, Käsekuchen, Gebäck mit Sahne- oder Cremefüllung	**WEGWERFEN**
frisches rohes Gemüse, Pilze, Kräuter und Wurzeln (z. B. Ingwer)	**SICHER**
Eintöpfe, Suppen, Gulasch	**WEGWERFEN**

**falls länger als 8 Stunden über 10 °C*

IM TIEFKÜHLER

LEBENSMITTEL	FÜHLT SICH NOCH GEFROREN AN UND MAN SIEHT NOCH EISKRISTALLE	AUFGETAUT; LÄNGER ALS 2 STUNDEN BEI ÜBER 4 °C
Fleisch, Geflügel, Fisch	**WIEDER EINFRIEREN** (Konsistenz und Geschmack von Meeresfrüchten können leiden)	**WEGWERFEN**
Milch, Weichkäse, halbfester Schnittkäse	**WIEDER EINFRIEREN** (Konsistenz kann leiden)	**WEGWERFEN**
Eier (ohne Schale) und Produkte mit Ei	**WIEDER EINFRIEREN**	**WEGWERFEN**
Eiscreme und Frozen Yoghurt	**WEGWERFEN**	**WEGWERFEN**
Hartkäse (auch gerieben), Gerichte mit Milchproduk-ten, Käsekuchen	**WIEDER EINFRIEREN**	**WEGWERFEN**
Obst (verpackt und Säfte)	**WIEDER EINFRIEREN** (Konsistenz und Geschmack verändern sich)	**WEGWERFEN**
Gemüse (verpackt und Säfte)	**WIEDER EINFRIEREN** (Konsistenz und Geschmack verändern sich)	**WEGWERFEN** (Falls mehr als 6 Stunden über 4 °C)
Backwaren (Brot, Brötchen, Muffins, Kuchen ohne Füllung)	**WIEDER EINFRIEREN**	**WIEDER EINFRIEREN**
Gebäck mit Sahne-, Creme-, Quark- oder Puddingfüllung	**WIEDER EINFRIEREN**	**WEGWERFEN**
Mürbeteig, Brotteig (gekauft oder selbst gemacht)	**WIEDER EINFRIEREN** (Qualitätsverlust möglich)	**WIEDER EINFRIEREN** (Qualitätsverlust wahrscheinlich)
Eintöpfe mit Reis oder Nudeln	**WIEDER EINFRIEREN**	**WEGWERFEN**
Mehl, Stärke, Nüsse, Waffeln, Pfannkuchen, Bagels	**WIEDER EINFRIEREN**	**WIEDER EINFRIEREN**
tiefgekühlte Gerichte / Fertiggerichte	**WIEDER EINFRIEREN**	**WEGWERFEN**

NÜTZLICHE ADRESSEN

BUNDESAMT FÜR BEVÖLKERUNGSSCHUTZ UND KATASTROPHENHILFE (BBK)
Provinzialstraße 93, 53127 Bonn
www.bbk.bund.de

BUNDESANSTALT TECHNISCHES HILFSWERK (THW)
Provinzialstr. 93, 53127 Bonn
www.thw.de

ARBEITER-SAMARITER-BUND E.V. (ASB)
Bundesgeschäftsstellen
Friedrichstraße 194–199, 10117 Berlin
Sülzburgstraße 140, 50937 Köln
www.asb.de

DEUTSCHE LEBENS-RETTUNGS-GESELLSCHAFT E.V. (DLRG)
Im Niedernfeld 1–3, 31542 Bad Nenndorf
www.dlrg.de

DEUTSCHER AMATEUR-RADIO-CLUB E.V.
Bundesverband für Amateurfunk in Deutschland
Lindenallee 4, 34225 Baunatal
www.darc.de

DEUTSCHER FEUERWEHR VERBAND E.V. (DFV)
Bundesgeschäftsstelle
Reinhardtstraße 25, 10117 Berlin
www.feuerwehrverband.de

DEUTSCHER WETTERDIENST
Frankfurter Straße 135, 63067 Offenbach
www.dwd.de

DEUTSCHES ROTES KREUZ E.V. (DRK)
Generalsekretariat
Carstennstr. 58, 12205 Berlin
www.drk.de

JOHANNITER-UNFALL-HILFE E.V. (JUH)
Bundesgeschäftsstelle
Lützowstraße 94, 10785 Berlin
www.johanniter.de

MALTESER HILFSDIENST E.V.
Generalsekretariat
Erna-Scheffler-Str. 2, 51103 Köln
www.malteser.de

AG NOT- UND KRISENKOMMUNIKATION E.V.
Funkamateure im Notfunk
Südstraße 4, 57638 Neitersen
www.ag-notfunk.de

ROBERT KOCH-INSTITUT
Nordufer 20, 13353 Berlin
www.rki.de

ÖSTERREICHISCHER ZIVILSCHUTZVERBAND BUNDESVERBAND (ÖSZV) UND SICHERHEITS-INFORMATIONSZENTRUM (ÖSTERREICH) SIZ
Spiegelgasse 6/13, A-1010 Wien
www.zivilschutzverband.at

KATSCHUTZ.INFO
Rittingerstraße 6/8, A-4820 Bad Ischl
www.katschutz.info

BUNDESAMT FÜR BEVÖLKERUNGSSCHUTZ (BABS)
Guisanplatz 1B, CH-3003 Bern
www.babs.admin.ch

ALLE ANGABEN: STAND APRIL 2020
ÄNDERUNGEN SIND MÖGLICH.

WEITERE HINWEISE

AMTLICHE GEFAHRENHINWEISE des Bundes finden Sie auch immer im Internet. Schauen Sie unter www.bbk.bund.de, dort werden auch Broschüren zum Download angeboten. Weitere Infos liefern das Robert Koch-Institut (www.rki.de) und die Bundeszentrale für gesundheitliche Aufklärung (www.infektionsschutz.de)

DEUTSCHE IM AUSLAND können sich beim Auswärtigen Amt registrieren lassen, damit man im Krisenfall weiß, wo sie sich aufhalten und wie man sie kontaktieren kann.
https://elefand.diplo.de (Elektronische Erfassung von Deutschen im Ausland)

EINKAUFSHINWEISE

- Einmannrationen, Wasseraufbereitungsequipment usw. bei www.krisenpakete.de
- Notfall-ID-Tag mit Notfallpass und App über Apotheken oder Internet
- Notfall-Armband, Notfall-Karte, Notfall-Tag unter https://notfall-id.de

HAUSTIERE REGISTRIEREN unter www.tasso.net

MASKEN Wichtige Hinweise zur Verwendung von selbst hergestellten und anderen Masken gibt das Bundesinstitut für Arzneimittel und Medizinprodukte: www.bfarm.de/schutzmasken.html.

WAFFEN Wer in Betracht zieht, sein Hab und Gut mit Waffengewalt verteidigen zu wollen, mache sich unbedingt mit dem Waffengesetz vertraut. Dieses ist auch im Fall etwa der Coronakrise bindend. http://www.gesetze-im-internet.de/waffg_2002/index.html

WICHTIGE DOKUMENTE, etwa Vorsorgevollmacht oder Patientenverfügung, können bei der Bundesnotarkammer hinterlegt werden:
www.vorsorgeregister.de

HILFREICHE APPS

NINA steht für »Notfall-Informations- und Nachrichten-App«. Über das Menü »Meine Orte« (auch Dashboard genannt) können Sie Orte und Gebiete auswählen, für welche Sie Warnmeldungen erhalten möchten. Im Verlauf finden Sie wichtige Informationen auf einen Blick, z. B. eine Kartenansicht des betreffenden Gebiets, die Warnstufe und natürlich Handlungsempfehlungen. Unter »Notfalltipps« finden Sie allgemeine wichtige Informationen für Notsituationen.

KATWARN ist ein Warnsystem für Brände, schwere Unwetter oder unerwartete Gefahrensituationen. Die App leitet offizielle Warnungen und Handlungsempfehlungen deutscher und österreichischer Behörden und Sicherheitsorganisationen weiter.

ALERTSWISS bündelt relevante Informationen rund um die Vorsorge und das Verhalten bei Katastrophen und Notlagen in der Schweiz. www.alert.swiss//

BIWAPP ist das regionale Warn- und Informationssystem vieler Kommunen in Deutschland. Man kann individuell relevante Themen auswählen, z. B. Schulausfälle, Verkehrsunfälle, Feuer, Hochwasser, Lawinen, Bombenentschärfung, allgemeine Warnungen usw.: www.biwapp.de

WarnWetter Hier versorgt der Deutsche Wetterdienst im Rahmen seines gesetzlichen Auftrages die breite Öffentlichkeit sowie die Einsatzkräfte aus dem Katastrophen-, Bevölkerungsschutz und Umweltschutz mit wichtigen Hinweisen zur aktuellen Warn- und Wettersituation.

Englische Originalausgabe:
THE ESSENTIAL PANDEMIC SURVIVAL GUIDE
130+ THINGS YOU NEED TO KNOW TO SURVIVE

Angaben zur deutschen Ausgabe
Übersetzung: Wiebke Krabbe, Damlos
Redaktion und Satz:
Lesezeichen Verlagsdienste, Köln
Umschlaggestaltung: Sandra Preinl
Projektmanagement: Dr. Christiane Voigt

1. Auflage 2020
ISBN 978-3-7724-6548-2 Best.-Nr. 6548

Printed in Turkey

BILDNACHWEIS

Alle Fotos und Illustrationen mit Genehmigung von Shutterstock Images, ausgenommen:

FOTOS Advil: 38 (C); Banana Boat: 38 (K); FEMA: 70; Goal Zero: 99; George Goslin: 113 (4,6,7); Johnson & Johnson Consumer Companies, Inc.: 38 (A,B,E,F,N); John Lee: 38 (D,G,M); William Mack: 59; Tim MacWelch: »Pandemien überleben«; Medic Alert Foundation: 93; Oxy-Sorb: 106; Joseph Pred: »Bleiben Sie gesund!«; RavPower: 100

ILLUSTRATIONEN Conor Buckley: 16, 26, 27, 28, 29, 30, 43, 105, 111; Juan Calle: 34; Hayden Foell: 101; Christine Meighan: 86; Lauren Towner: 56; Carl Weins: 07; Paul Williams: 41